健康教育人员
专业能力建设指南及解读

中国健康教育中心　编

人民卫生出版社
·北　京·

图书在版编目（CIP）数据

健康教育人员专业能力建设指南及解读 / 中国健康教育中心编 .—北京：人民卫生出版社，2021.1（2024.3重印）

ISBN 978-7-117-31130-4

Ⅰ.①健… Ⅱ.①中… Ⅲ.①健康教育-工作人员-能力培养-指南 Ⅳ.①R193-62

中国版本图书馆 CIP 数据核字（2021）第 006361 号

健康教育人员专业能力建设指南及解读

Jiankang Jiaoyu Renyuan Zhuanye Nengli Jianshe Zhinan ji Jiedu

编　　写：中国健康教育中心
出版发行：人民卫生出版社（中继线 010-59780011）
地　　址：北京市朝阳区潘家园南里 19 号
邮　　编：100021
E - mail：pmph @ pmph.com
购书热线：010-59787592　010-59787584　010-65264830
印　　刷：北京铭成印刷有限公司
经　　销：新华书店
开　　本：710 × 1000　1/16　　印张：9
字　　数：124 千字
版　　次：2021 年 1 月第 1 版
印　　次：2024 年 3 月第 5 次印刷
标准书号：ISBN 978-7-117-31130-4
定　　价：35.00 元
打击盗版举报电话：010-59787491　E-mail：WQ @ pmph.com
质量问题联系电话：010-59787234　E-mail：zhiliang @ pmph.com

健康教育人员专业能力建设指南及解读
编写委员会

主任委员　李长宁

副主任委员　宋　军　胡洪波　吴　敬

专家委员会　（按姓氏笔画排序）

丁　园　王克安　王若涛　田本淳　田向阳　吕书红
刘　岩　刘克玲　刘秀荣　孙　桐　孙昕霙　李小宁
李长宁　李英华　吴　敬　余金明　宋　军　张光鹏
胡荣波　胡洪波　钮文异　徐水洋　陶茂萱　常　春
程玉兰　解瑞谦

主　编　李长宁　李英华

副主编　仲学锋　季莉莉　杨国平　吴青青　魏晓敏

编　委　（按姓氏笔画排序）

卫　薇　卢　永　田本淳　史宇晖　仲学锋　任学锋
刘秀荣　刘慧琳　孙　桐　孙昕霙　杜维婧　李小宁
李长宁　李英华　李雨波　李浴峰　杨国平　吴青青
何　楚　余金明　季莉莉　赵芳红　侯晓辉　姚丁铭
徐水洋　高俊岭　魏晓敏

工作组　林　琳　袁雪晴　张　刚　徐明霞

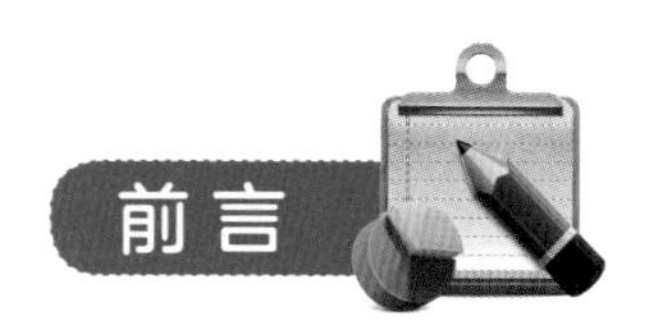

前言

党中央国务院高度重视人民群众健康，把人民健康放在优先发展的战略地位，实施健康中国战略。健康促进与教育是卫生健康事业的重要组成部分，是健康中国建设的重要内容。健康教育专业能力建设是做好健康教育工作的前提和重要保障。面对我国卫生健康事业发展的新形势，尤其是健康中国建设的新任务，加强健康教育专业能力建设，显得尤为重要和迫切。

为了推动健康教育专业能力建设，中国健康教育中心组织开展了专业人员能力建设标准研究，一方面可为健康教育专业机构队伍能力建设提供可操作的技术支撑，另一方面可为健康教育专业人员提供一个较为清晰的专业发展路径，吸引更多的优秀人才加入到健康教育专业队伍中来。

有关国际组织和一些国家较早开展了健康教育从业人员专业能力标准研究。国际健康教育与健康促进联盟以及美国、英国、澳大利亚等国家，对健康教育从业人员的能力标准都有明确的要求。本研究工作历时 3 年多，邀请了国家卫生健康委、人力资源社会保障部、人力资源研究机构、高校、公共卫生机构、各级健康教育专业机构等不同领域的行政管理人员、专家学者和一线工作人员进行了广泛研讨和论证。能力标准初步形成后，广泛听取了省、市、县及基层医疗卫生机构健康教育工作人员的意见和建议，在此基础上，确定了九大能力领域：基本知识、需求评估能力、计划制定能力、干预实施能力、传播与沟通能力、评估与应用能力、组织管理能力、科学研究能力、倡导与动员能力，并进一步细化为198项子能力。

通过对健康教育专业能力领域及标准进行界定，旨在推动健康教育人才队伍规范化建设，推动健康教育学历教育、学科建设，提升健康教育整体工作能力和技术储备。当然，能力建设是一项长期工作任务，不是一蹴而就的事情，能力标准也不是一成不变的，根据工作需要，适时进行修订。

本书编写过程中，得到了国家卫生健康委、人力资源社会保障部相关司局、有关专业机构、高校、各级健康教育机构的大力支持，在此一并表示感谢。由于该工作是一项探索性、创新性工作，不足之处敬请广大读者批评指正。

编　者

2021年1月

目录

能力领域1 基本知识

具备基本的健康教育知识，了解和掌握健康教育与健康促进的基本概念、理论、技术与方法，了解健康教育工作现状和重点工作，是对健康教育专业人员的基本要求。

1.1 基本概念

1.1.1 健康

1. 概念

健康不仅仅是没有疾病或虚弱，而是身体、心理和社会适应的良好状态。

身体健康主要表现为躯体没有疾病或缺陷，各器官功能良好。

心理健康是指一种良好的精神状态。心理健康的人能够恰当地认识与评价自己及周围的人和事，有和谐的人际关系，情绪稳定，能够应对生活中的压力，正常学习、工作和生活。

社会适应是指能够通过自我调节保持个人与环境、社会及在人际交往中的均衡与协调。

2. 影响因素

影响健康的因素主要有四大类：遗传因素、环境因素（包括自然环境与社会环境）、行为与生活方式因素、医疗卫生服务因素。

1.1.2 健康教育

1. 概念

健康教育是指在需求评估基础上，通过信息传播、教育、行为干预等方法，帮助个体或群体树立科学的健康观念、掌握健康知识和技能、自觉采纳有利于健康的行为与生活方式的一系列活动及其过程。

健康教育是疾病预防最经济、最有效、最具成本效益的策略和措施，在卫生健康领域处于先导地位。

开展健康教育的目的是提高目标人群的健康意识，引导其树立科学的健康观，掌握健康相关知识与技能，养成健康的行为与生活方式，提升应对健康问题的能力，力争不得病、少得病、晚得病，最终提升全民健康水平。

健康教育的对象覆盖全人群，既包括群体，也包括个体；既包括健康人，也包括高危人群和患者。

健康教育的内容贯穿全生命周期。从新生命的孕育、诞生、成长、成熟、衰老直至生命的终结，在每一个生命阶段，都有需要重点关注的健康问题，都需要有针对性地开展健康教育。

2. 专业特点

（1）健康教育是一门独立的学科。健康教育有自己的理论体系、技术和方法，有特定的研究领域和要解决的健康问题。健康教育解决的是人的行为问题，目的是促进有利于健康的行为与生活方式，改变目标人群已有的、不健康的行为与生活方式。

（2）健康教育具有多学科性。健康教育理论、技术、方法吸收了教育学、传播学、流行病学、社会学、行为学、心理学、人口学等多门学科的知识，既具有自然科学特征，又具有社会科学特征。因此，健康教育工作者不仅需要掌握医学和公共卫生学知识，还需要掌握社会学、心理学、行为学、教育学、传播学等多学科的理论与方法。

（3）健康教育工作过程具有复杂性。改变目标人群的不健康行为与生活方式，不仅需要面向目标人群开展大量的宣传和教育工作，还需要环境和政策的支持，因此健康教育是一项社会性工作。健康教育需要多学科的专业技能，包括需求评估、计划制定、干预实施、传播与沟通、评估与应用、项目管理、科学研究、倡导与动员等。健康教育的干预策略也涉及多个方面，包括教育策略、社会策略和环境策略。

（4）健康教育效果显现具有长期性。目标人群获得健康知识较为容易，由知识转化为行为却比较难，常常是一个反复的、循序渐进的过程。由行为改变引起的健康状况的改善需要更长时间才能观察到，近期效应需要3~6个月，远期效果则可能需要几年甚至几十年。

（5）健康教育评价具有连续性，评价方法、评价指标具有多样性。健康教育评价包括形成评价、过程评价、效果评价和总体评价，分别针对健康教育计划、组织实施、实施效果以及项目整体执行情况进行评价，是一整套系统的、连续性的评价。评价方法包括定性访谈、问卷调查、量表测评、实验室检测等。

健康教育的评价指标富于变化，在健康教育的不同阶段，评价指标会有不同侧重。即使对同一个健康问题的评估，在健康干预的不同阶段，评价指标也会有较大变化。健康教育的效果评价不只是知、信、行的改变，还包括政策、环境、健康状况、生活质量等的改变。因此，健康教育效果不能仅仅采用自然科学的评价方法，还需要更多地采用社会学评价方法，在很多情况下，定性研究往往比定量研究更重要。

（6）健康教育理论、方法具有通用性。健康教育的理论、策略、技术、方法等可广泛应用到预防、治疗、康复、保健等多个医疗卫生领域，具有普适性和通用性，如职业健康教育、心理健康教育、营养健康教育、伤害预防健康教育、妇幼保健健康教育、慢性病防治健康教育、传染病防治健康教育等。

1.1.3 健康促进

1. 概念

健康促进是运用行政或组织手段，广泛动员和协调社会各相关部门以及社区、家庭和个人，使其履行各自对健康的责任，共同维护和促进健康的一种社会行动和社会策略。

2. 健康促进策略

健康促进三大策略：倡导、协调和赋权。

（1）倡导：主要针对理念、观念、风尚而言。倡导的主题主要有：大卫生、大健康理念；政府主导、部门协作、全社会参与的工作模式；各级政府、部门将健康融入所有政策，开展健康影响评价；个人是自身健康第一责任人的理念，提升健康素养，践行健康的生活方式等。

（2）协调：通过行政、组织手段协调相关的社会部门、机构和组织为解决公共健康问题达成共识，建立工作联盟，统筹资源，协调行动，共同解决公共健康问题。

（3）赋权：又称增能，通过支持组织、社区和个人的能力发展，提升其发现组织、社区、个人健康问题和解决健康问题的能力，促进个体健康状况和群体健康水平的提升。

3. 优先工作领域

（1）推动制定有利于健康的公共政策：通过健康促进策略，使政府、有关部门、社会各阶层充分认识各自承担的健康责任，从而形成共识并产生行动，通过广泛合作，制定并出台相应政策，采取联合行动解决公共健康问题。

（2）创造健康支持性环境：协调各相关部门和社会资源共同倡导健康文化，营造社会氛围，创建有利于健康的自然环境、物质环境和社会环境。

（3）强化社区行动：通过社会动员和社区行动，充分调动社区力量，积极有效地参与卫生健康计划的制定和健康环境的建设，为社区居民提供良好的生活环境和卫生服务。

（4）发展个人技能：通过健康教育和健康知识普及，提升个体维护和促进健康的知识与技能，促进健康生活方式与行为养成，提高卫生服务的利用能力，从而提升个体维护和促进健康的能力，以及应对和解决健康问题的能力。

（5）促进卫生服务方向的调整：通过多部门协作和社会参与，对卫生服务项目进行优化，把卫生服务重点调整到最需要的地区和人群。把以疾病为中心的服务理念和模式转变为以健康为中心的服务理念和模式。

1.1.4 健康传播

1. 概念

健康传播是以健康为出发点，运用各种传播媒介、渠道和方法，为维护和促进人类健康而获取、制作、传递、交流、分享健康信息的过程。健康传播是健康教育与健康促进的重要手段和策略。

2. 传播要素

传播有六大要素：传播者、信息、媒介、受传者、效果和反馈。

（1）传播者：指在传播过程中传递信息的个人（如卫生健康工作者）或机构（如政府、专业机构、报社、电台、电视台、通讯社等），是信息的发出者。

（2）信息：指传播者所要传递的内容，由一组相关联的信息符号所构成的一则具体的信息，包括一切有关健康的观念、知识、技能和行为模式等。

（3）媒介：是传递信息的介质、渠道，如电视、广播、书刊、报纸、宣传画、互联网等。

（4）受传者：在传播过程中接受信息的一方，是读者、听众、观众的总称。若信息接受者人数众多可简称为受众。受传者一般被视为信息传播中的被动接收者，但却拥有接受或不接受、怎样接受传播信息的主动选择权，并且表现出日益多样化、个性化的信息需求差异。

（5）效果：受传者接收信息后，在情感、思想、态度、行为等方面发生的反应。例如：健康观念转变、健康信念认同、正向态度持有、健康知识提升、健康行为和生活方式采纳等。

（6）反馈：反馈是指受传者对信息的反应和把这种反应回归到传播者的过程。在健康传播活动中，反馈可能存在，也可能不存在；可能是直接的，也可能是间接的；可能是受传者主动的反馈，也可能是传播者主动的收集。

3. 常见传播形式

（1）人际传播：人际传播也称人际交流，是指人与人之间直接进行信息沟通的一类交流活动。这类交流主要是通过语言来完成，但也可以通过非语言的方式来进行，如动作、手势、表情、信号（包括文字和符号）等。人际传播是人类最早的、也是最基本的信息传播形式。

人际传播的特点：①直接的人际传播不需要任何非自然的媒介，简便易行，不受机构、媒介、时空等条件的限制；②在同一次人际传播活动中，交流的双方可以互为传播者和受传者；③反馈及时，交流充分；④相对大众传播而言，人际传播覆盖范围较小，传播速度较慢；⑤在人际传播活动中，特别是在多级人际传播活动中，信息容易失真、“走样”。

人际传播的主要形式有：交流指导、小组讨论、讲座、咨询、培训等。

（2）大众传播：大众传播是指专业性传播机构或个人、组织、团体通过广播、电视、电影、报纸、期刊、书籍、网络等大众媒介和特定传播技术手段，向范围广泛、为数众多的社会人群传递信息的过程。

大众传播的特点：①传播者是专业性的传播机构和人员，且需借助非自然的特定传播技术手段；②信息是公开的、公共的，面向全社会人群；③信息扩散距离远，覆盖区域广，速度非常快；④传播对象虽然为数众多，分散广泛，互不联系，但大体可确定；⑤单向传播，反馈不及时且缺乏自发性。

大众传播媒介主要形式有：互联网、广播、电视、电影、报纸、杂志、书籍等。此外，卫生标语、卫生传单，以及置于公共场所的卫生宣传栏、画廊等，也都属于大众传播媒介的范畴。

（3）新媒体：新媒体是相对于传统媒体而言的，是在报刊、广播、电视等传统媒体以后发展起来的，在数字科技和网络技术支撑体系下出现的新的媒体形态，是利用数字技术、网络技术、移动通信技术，通过互联网、无线通信网、卫星等渠道以及电脑、手机、数字电视机等终端，向用户提供信息、娱乐和商业服务等的传播形式和媒体形态。

与传统媒体相比，新媒体具有即时性、开放性、互动性、分众性、融合性、信息海量、检索便捷等特征，其本质特征是技术上的数字化、传播上的互动性和快捷性。

新媒体的主要形式有：数字电视、移动电视、智能手机媒体（应用程序，APP）、交互式网络电视（IPTV）、博客（Blog）、播客（Podcast）、微信（WeChat）公众号、门户网站、搜索引擎、公共场所视频（公交车、地铁、楼宇等）等。

4. 传播媒介

（1）电视：优点是传播速度快，覆盖面广，信息量大，有声音和图像（形象生动），对受众文化水平要求较低，易于普及；缺点是受时空条件以及信号覆盖面的限制。网络电视的出现使时空条件的限制越来越小。

（2）报刊：优点是信息可被反复阅读，可多人、多次阅读，信息量比较大；缺点是对受众的受教育水平有一定要求，需要受众具有一定的阅读能力。另外，报刊上的信息一般字多图少，缺少吸引力。

（3）广播和收音机：分有线广播和无线广播两种。有线广播可以由社区和村镇比较自主地传播信息，由当地广播员播音，受众很容易听懂，在小范围内传播信息速度快。无线广播需要通过收音机、电视机、电子设备等无线终端来接收，因此信息的传播和接收会受条件限制，但受众广泛。

（4）画册、画片、折页：文图并茂，形象生动，感染力强，易于理解，容易受到读者的喜爱。缺点是受版面限制，信息量较少。

（5）视频材料：有画面、有声音、有动作，直观形象生动，传播效果好，而且播放次数不限，可以单人看也可以多人看。缺点是需要光碟机、电视机或数码播放器等设备，使用受到一定限制。

（6）数字媒体：数字媒体是伴随信息技术发展而出现的媒体新形式，如数字报纸、数字杂志、数字广播、数字电视、手机短信、微信、QQ 等。数字媒体的优点是传播速度快和形式多样，受众可以灵活选择。数字媒体信息易于被多次、多级再传播，可以在短时间内迅速扩散，影响力大。缺点是信息碎片化易导致片面看待问题，受年龄和文化程度的局限性较大。

1.1.5 行为干预

1. 行为的概念

行为是指个体在外界环境刺激下所产生的生理、心理反应，这种反应可能是外显的，也可能是内隐的。行为的形成和发展受遗传因素、环境因素和学习因素的影响。人类行为分为本能行为和社会行为两大类。

2. 健康相关行为

健康相关行为是指个体和群体具有的与健康相关或能对健康产生影响的行为。根据对个体自身和他人健康的影响，行为可分为促进健康行为和危害健康行为两大类。

（1）促进健康行为：指个体或群体表现出的、客观上有益于自身或他人健康的一组行为。促进健康行为具有以下特征：有利性、规律性、和谐性、一致性和适宜性。

促进健康行为大致可分为五大类：

1）基本健康行为：指日常生活中一系列有益于健康的基本行为，如合理营养、平衡膳食、适量运动、充足的休息与睡眠等。

2）戒除不良嗜好：不良嗜好指对健康有危害的个人行为偏好，如吸烟、酗酒与滥用药品等。戒烟、不酗酒与不滥用成瘾性药物等属于戒除不良嗜好行为。

3）预警行为：指对可能发生的、危害健康的事件提前采取预防措施，预防不良事件发生并能在事件发生后正确处置的行为。如：驾车系安全带，发生车祸后能够正确自救与互救等行为。

4）避开环境危害：指主动避开生活和工作环境、自然环境和社会环境中对健康有害的各种因素。如从事有毒有害作业时做好个人防护，采取措施减轻环境污染，积极应对应激性生活事件等。

5）合理利用卫生服务：指合理、有效、充分地利用现有卫生健康服务资源，维护和促进自身健康的行为。包括健康咨询、预防接种、定期体检、及时就医、遵医嘱治疗、积极康复等。

（2）危害健康行为：指偏离个人、他人乃至社会的健康期望，客观上不利于健康的一组行为。其主要特点为：①危害性，行为对自身、他人乃至社会的健康有直接或间接的危害；②稳定性，行为非偶然发生，有一定的强度并持续较长时间；③习得性，是在后天生活经历中养成的。

危害健康行为大致可以分为以下四类：

1）不良生活方式：不良生活方式是一组习以为常的、对健康有害的行为习惯，包括能导致各种成年期慢性退行性病变的生活方式，如吸烟、酗酒、缺乏运动、作息不规律、高盐高脂高糖饮食、不良进食习惯等。不良生活方式与肥胖、心血管疾病、癌症、早衰等关系密切。不良生活方式对人们健康的影响具有以下特点：潜伏期长、特异性差、协同作用强、个体变异性大、广泛存在等。

2）致病行为模式：指导致特异性疾病发生的行为模式。国内外研究较多的是A型行为模式和C型行为模式，前者与冠心病的发生密切相关，后者与癌症的发生密切相关。

3）不良疾病行为：指个体从感知自身有病到就医、治疗、疾病康复全过程所表现出来的一系列行为。不良疾病行为可能发生在上述过程的任何阶段，常见表现形式有：疑病、恐惧、讳疾忌医、不及时就诊、不遵从医嘱、迷信乃至自暴自弃等。

4）违反社会法律、道德的危害健康行为：吸毒、性乱等危害健康的行为属于此类行为，这些行为既直接危害行为者个人健康，又严重影响社会健康。

3. 行为及影响因素分析

（1）行为分析：进行行为问题分析时，要注意区别重要行为与不重要行为、高可变性行为与低可变性行为。

区别重要行为与不重要行为有两条原则：①行为与健康问题密切相关；②经常发生的行为。

高可变性行为与低可变性行为是指通过健康教育干预，某行为向期望目标发生定向改变的难易程度。高可变性行为的特征：①正处在发展时期或刚刚形成的行为；②与文化传统或生活方式关系不大；③已有成功改变的实证；④有违社会规范的行为。

低可变性行为的特征：①形成时间已久；②深植于文化传统或生活方式之中；③引起身体上或心理上的依赖。

（2）行为影响因素分析：分析和掌握影响行为的因素，提出针对性预防和干预措施，减少健康危险行为的发生和形成，促进健康行为形成，改善个体健康状态，提高社区健康水平。

行为影响因素的分类方法有多种。依据格林模式，可分为倾向因素（即产生某种行为的动机、愿望）、促成因素（即促成某种行为得以实现的条件）和强化因素（即激励行为维持、巩固的因素）。根据来源，可分成三类，即生理（生物）因素、心理因素和社会环境因素。根据对健康的影响，可分为二类，即健康危险因素和健康保护因素。

1.1.6 健康素养

1. 概念

健康素养是指个人获取、理解、处理基本健康信息和服务，并运用这些信息和服务做出有利于健康的决策，以维护和促进自身健康的能力。

健康素养是健康的重要决定因素，是衡量经济社会发展水平的综合性评价指标，是反映人群健康状况的重要指标，与人均健康预期寿命、生命质量高度相关。提升公众健康素养是健康中国建设的重要内容，是增进全民健康的前提，是提高人民群众健康水平的最根本、最经济、最有效的措施之一。

2. 健康素养评价

目前，我国考察一个人是否具备健康素养主要从以下三个方面来看：①是否具备基本的健康知识和理念；②是否具备健康生活方式与行为；③是否具备维护和促进健康的基本技能。

以知识、行为、技能为导向，健康素养可划分为三方面素养：基本健康知识和理念素养、健康生活方式与行为素养、基本技能素养；以公共卫生问题为导向，健康素养可划分为六类：科学健康观素养、传染病防治素养、慢性病防治素养、安全与急救素养、基本医疗素养和健康信息素养。

3. 健康素养监测

2008 年，我国开展了首次全国居民健康素养现状调查。2012 年，在中央财政支持下，我国启动了中央补助地方健康素养促进行动项目。开展健康素养监测是中央补助地方健康素养促进行动项目内容之一，这标志着连续性、规范性健康素养监测工作的开始。健康素养监测覆盖我国 31 个省（自治区、直辖市）的 336 个县（区）1 008 个乡镇（街道）2 016 个行政村（居委会），目前暂未覆盖港、澳、台地区。监测对象为 15~69 岁常住人口，调查工具为《全国居民健康素养监测调查问卷》，调查人数每年 8 万 ~10 万人（随着健康素养水平的不断提升，调查人数逐渐降低）。截至 2019 年，我国已完成 9 次全国健康素养调查。调查结果显示，居民健康素养水平由 2008 年的 6.48% 提升到 2019 年的 19.17%，呈现出稳步提升的态势。2012 年，“居民健康素养水平”成为《国家基本公共服务体系建设“十二五”规划》和《卫生事业发展“十二五”规划》评价指标；2015 年，成为全国健康促进县区、健康促进场所建设评价指标；2016 年，成为《“十三五”卫生与健康规划》《“健康中国 2030”规划纲要》评价指标；2018 年，成为健康城市评价指标；2019 年，成为《健康中国行动（2019—2030 年）》评价指标。“健康素养水平”成为衡量经济社会发展水平的综合性评价指标，成为衡量卫生与健康事业发展、健康中国建设的主要评价指标。健康素养监测结果成为各级政府、卫生健康行政部门制定相关健康政策的重要循证来源。

1.2 基本理论

1.2.1 知信行理论

知信行理论（knowledge-attitude-behavior/practice theory）是行为改变经典理论之一，来源于认知理论。在知信行理论中，“知”是指知识，“信”是指信念、态度，“行”是指行为。该理论认为知识是态度和行为改变的基础，信念是行为改变的动力，行为改变是目标；将人们行为的改变分为获取知识、产生信念及形成行为 3 个连续过程。只有当人们了解了有关的健康知识，建立起积极、正确的信念与态度，才有可能主动采纳有益于健康的行为，改变危害健康的行为，最终提升自身的健康水平。

需要注意的是：目标人群获取了知识、转变了态度之后，不一定能改变行为，很多情况下会出现“知行不一”的现象。在实际工作中，知识的传播比较容易，但人们观念和行为的转变快慢不一，尤其是行为的改变相对缓慢。由于“知行不一”的存在，专业人员开展健康教育时，不仅要强调知识的宣传，更要重视如何通过知识影响态度、信念，进而将态度、信念转化为行为，这才是健康教育的目的和重点所在。

1.2.2 健康信念模式

健康信念模式（health belief model，HBM）认为信念是人们采纳健康行为的重要影响因素。在健康信念模式中，是否采纳有利于健康的行为与下列因素有关：

（1）感知疾病的威胁：指对疾病易感性的感知和对疾病严重性的感知，是促使人们产生行为动机的直接原因。对疾病易感性和严重性的感知程度越高，即对疾病威胁的感知程度越高，改变行为的可能性越大。

（2）感知采纳健康行为的益处和障碍：个体对采纳健康行为益处的感知越强，采纳健康行为的障碍越小，个体采纳健康行为的可能性越大。

（3）自我效能：指个体对自身能否利用所拥有的知识和技能去完成行为改变的自信程度，即是否相信自己有能力控制内、外因素而成功采纳健康行为，并取得期望结果。自我效能感的高低会影响到人克服困难的毅力和决心，影响人行为的坚持性。一般情况下，自我效能感越高的人，采纳所建议的有益于健康行为的可能性越大。

（4）社会人口学因素：包括年龄、性别、受教育程度、职业、收入水平、婚姻状况等。

（5）提示因素：指诱发健康行为发生的因素，提示因素越多，个体采纳健康行为的可能性越大。

1.2.3 理性行为理论和计划行为理论

理性行为理论（theory of reasoned action，TRA）认为，决定某行为是否发生的最重要影响因素是人们的行为意向，即是否有意图或打算采取行动，而行为意向则由个体对行为的态度和主观行为准则所决定。个体对行为的态度指个体对所要采纳的行为持积极或消极态度，包括行为信念和对行为结果的评价。主观行为准则指个体对促使其采纳某种行为的社会压力的主观感受，主要来自他人对行为者的期望，包括准则信念和遵从动机。

计划行为理论（theory of planned behavior，TPB）是在理性行为理论的基础上发展起来的理论，认为行为不仅取决于人们采纳某行为的意向或意愿强度，还取决于其对个人因素和外在因素的控制能力。当个人对自身的控制能力有信心时，更有助于行为意向转化为行为。控制能力由控制信念和感知能力构成。控制信念指个体对采纳某种行为的自信心；感知能力指个体对采纳行为过程中困难和难度的察觉能力。当个体能比较准确地认识到采纳行为的困难，并有信心、有办法克服困难，才更有可能改变行为。

1.2.4　行为阶段改变理论

行为阶段改变理论（stages of change model，SCM）将行为变化解释为一个连续、动态、逐步推进的过程。

（1）无转变打算阶段：在未来6个月中，没有改变行为的考虑，或有意坚持不改。

（2）打算转变阶段：在未来6个月内，打算采取行动，改变不健康行为。在此阶段，开始产生要改变行为的情感体验，在内心中不断对行为改变的利弊进行权衡，经常出现矛盾的心态。

（3）转变准备阶段：打算在未来一个月内改变行为。在此阶段，已经下决心改变行为，并相信自己有能力改变当前的行为。

（4）行动阶段：已采取行为改变行动，但改变后的行为还没有持续超过6个月。

（5）行为维持阶段：新行为状态已经维持长达6个月以上，达到预期目的。

1.2.5　健康的社会决定因素

健康的社会决定因素（social determinants of health）是指在直接导致疾病的因素之外，由人们的社会地位和拥有的资源所决定的生活和工作环境及其对健康产生影响的因素，它是决定人们健康和疾病的根本原因，包括社会环境因素（教育、住房、交通、食品、环境等）和社会结构因素（社会分层、社会政治、经济、文化背景等）。

1948 年，世界卫生组织（WHO）宪章中提出健康是一项基本人权，不因种族、政治信仰、生活工作条件的不同而异，成为健康的社会决定因素的理论基础。然而，20 世纪五六十年代，强调技术和疾病的专业化，健康的社会决定因素被边缘化。1978 年，《阿拉木图宣言》发表，将初级卫生保健作为 2000 年人人享有卫生健康目标的关键策略。2005 年，WHO 设立了健康的社会决定因素委员会，健康的社会决定因素越来越受到关注。

健康的社会决定因素委员会从影响健康的“原因的原因”入手，建立起完整的“健康的社会决定因素”概念框架。社会结构性因素决定着人们的日常生活环境，而国家和政府所采取的不同社会资源分配制度（包括卫生体系和其他社会福利制度）可以影响社会结构性因素和日常生活环境。

依据这一框架，WHO 建议从以下三个方面采取行动，以促进健康公平。

（1）改善人们的日常生活环境，特别是改善女童和妇女的生活环境，以及儿童的出生环境，重视幼儿期的成长和教育，改善生活和工作环境，关注老年人的生活和健康。

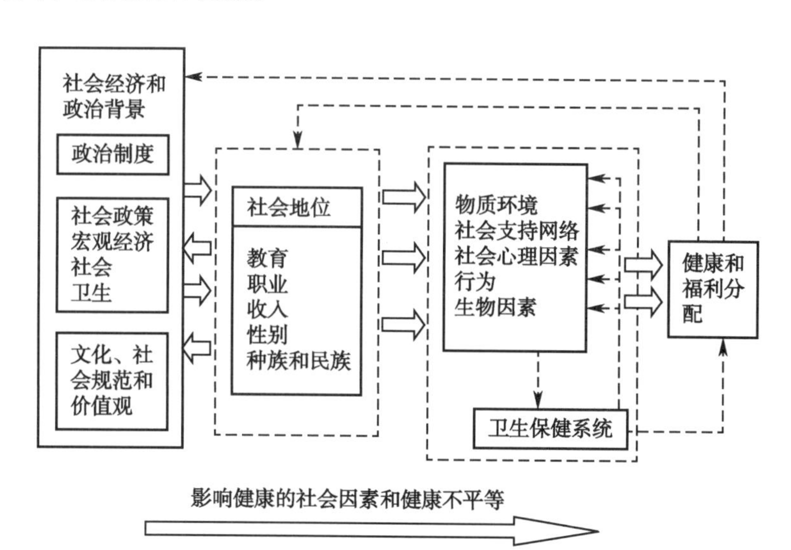

WHO 提出的健康的社会决定因素概念框架

［来源：郭岩，谢铮．用一代人时间弥合差距——健康社会决定因素理论及其国际经验．北京大学学报（医学版），2009，41（2）：125-128.］

（2）在全球、国家和社区等不同层面，特别关注形成日常生活环境的社会结构性因素，解决权力、财富和社会资源分配不公平的问题。

（3）注重策略和收集证据，评估行动效果，不断充实健康的社会决定因素领域的循证基础，并通过宣传教育，提升公众对健康的社会决定因素的认识。

1.2.6 格林模式

格林模式（PRECEDE-PROCEED model）由美国学者劳伦斯·格林（Lawrence W.Green）等提出，是目前最具代表性、应用最为广泛的健康教育和健康促进项目设计模式，为社区健康教育诊断和干预提供了理论框架和工作思路。

格林模式为健康教育项目的计划设计、执行及评价提供了一个连续的步骤：PRECEDE 侧重于社区诊断，PROCEED 侧重于执行与评价。

PRECEDE（predisposing，reinforcing and enabling constructs in educational and environmental diagnosis and evaluation）指在教育和环境诊断、评价中应用倾向因素、促成因素及强化因素。

PROCEED（policy，regulatory and organizational constructs in educational and environmental development）指在教育和环境干预中运用政策、法规和组织手段。

影响人们生活方式与行为的因素是十分复杂的，只有真正掌握了影响人们行为生活方式与行为的主要影响因素，才能够准确制定对策，进而改变人们不健康的行为与生活方式。格林模式是开展健康教育诊断、计划、实施与评价模型中比较经典的代表，揭示了在健康教育项目中从需求评估，到计划制定、计划实施，直至效果评价的内在逻辑关系。

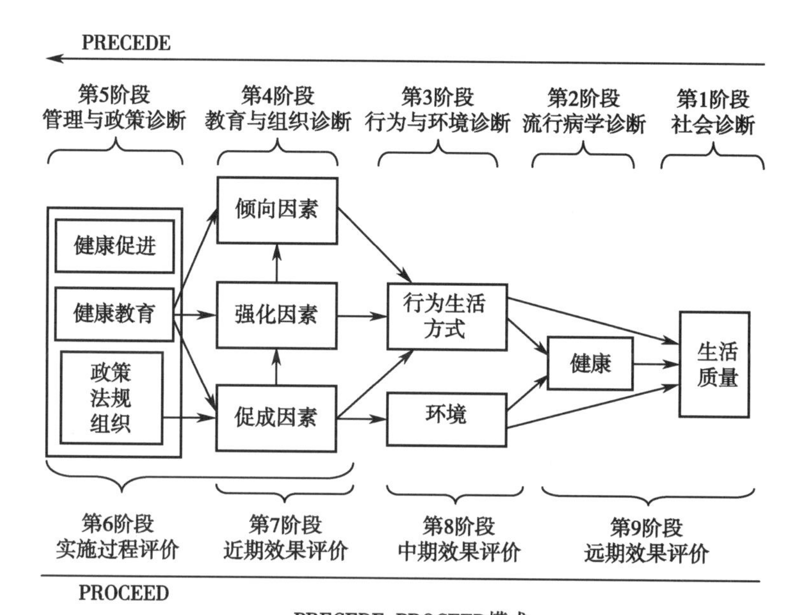

PRECEDE-PROCEED模式

资料来源：Bruce G. Simons-Morton, Walter H. Greene, and Nell H. Gottlieb, Introduction to Health Education and Health Promotion (Second edition)

1.2.7 拉斯韦尔传播模式

拉斯韦尔传播模式是传播学的经典理论之一，该理论认为一个有效的传播至少包括5个基本构成要素，即：谁（who），说了什么（says what），通过什么渠道（in which channel），对谁说（to whom），取得了什么效果（with what effect），也称为信息传播的5W模式。

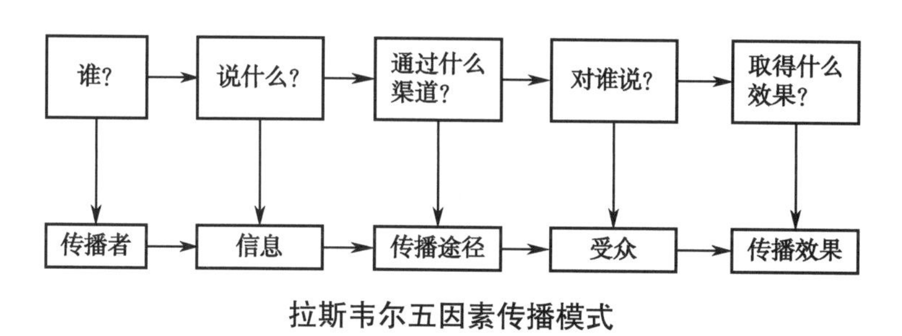

拉斯韦尔五因素传播模式

（1）传播者：即“谁”，是信息的主动发出者和媒介的控制者，在传播过程中负责信息的收集、加工和传递。

传播者的任务包括：①收集信息：选择相关的、有价值的信息；②加工制作信息：将收集到的信息进行加工处理，转化为目标人群易于理解、接受和具有可操作性的信息。加工转化信息应力求做到准确、易懂、适用；③发出信息：将制作好的信息通过传播渠道传递出去，使目标人群建立起与自己一致的认识，采取相同的态度或行动；④收集与处理反馈信息：了解传播效果，即目标人群接受信息后的心理或行为反应，以便不断调整传播行为。传播者既可以是个人，如医疗卫生从业人员、健康指导员等，也可以是集体或专门的机构，如公共卫生机构、大众媒体机构等。

（2）信息：即“说什么”，它是由一组相关联的信息符号所构成的一则具体信息，包括语言符号和非语言符号。信息具有以下特点：符号通用、科学性、针对性、适用性、指导性、通俗性。

（3）渠道：即信息传递所必须经过的中介或借助的物质载体，可以是信件、电话等人际传播媒介，也可以是网络、报纸、广播、电视等大众传播媒介。

根据传播媒介的特点，信息传播渠道可分为以下几类：①口头传播，如讲座、咨询、演讲等；②文字传播，如报刊、书籍等；③音像传播，如电影、电视、广播、音视频材料等；④新媒体传播，如网络、手机等。

（4）受众：即“对谁”，受众又称目标人群，是对读者、听众、观众等的总称，它是传播的最终对象和目的地。目标人群一般被视为信息传播中的被动接收者，但却拥有是否接受信息、怎样接受信息的主动选择权，可以对信息进行选择性接受、选择性理解和选择性记忆。目标人群对信息产生不同反应的原因在于人们各自的心理构成不同、知识储备不同、生活经历不同、价值观和信仰不同、生活环境不同，因此，想要取得好的传播效果，应该准确把握目标人群的特征，有针对性地制定传播策略。

（5）效果：即信息到达目标人群后在其认知、情感、行为等各层面所引起的反应。它是检验传播活动是否成功的重要尺度。按可达到的层次由低到高分为4个层次：①知晓健康信息，主要取决于传播信息的强度、覆盖率和新鲜度等；②健康信念认同，即目标人群接受传播的健康信息，并认同信息中倡导的健康理念；③态度转变，即目标人群的态度向着有利于健康的方向转变；④采纳健康的生活方式与行为，即目标人群改变原有的不健康行为，采纳有利于健康的新行为，这是传播效果的最高层次。

1.3 基本技能

1.3.1 需求评估能力

通过需求评估，开展社会诊断、流行病学诊断、行为与环境诊断、教育与组织诊断、管理与政策诊断等，了解目标人群的生活环境、社会环境、生活方式、行为特征、教育需求、拥有资源等，从而确定优先项目，为制定健康教育计划提供依据。

1.3.2 设计能力

健康教育项目设计体现了健康教育的科学性，是健康教育专业人员的重要技能，关系到健康教育活动的成效。健康教育项目设计包括需求评估方案的设计、评估过程中调查问卷设计、访谈提纲设计、干预策略和方法设计、传播活动设计、培训活动设计、效果评估方案设计等。

1.3.3 实施能力

实施能力指按照健康教育计划开展现场工作的能力，也就是将健康教育计划变成工作行动并产生健康教育效果、实现计划目标的能力。

1.3.4 传播能力

传播能力指传递、扩散和交流信息的能力。根据目标人群的健康需求、受教育程度、社会文化背景、职业等，选择适宜的形式和媒介，将健康相关信息准确地传递给目标人群。生成健康相关信息时，要突出信息的科学性、准确性、简明性、适用性、行为指导性和可接受性，力求传播效果最大化。

1.3.5　教育与培训能力

教育是指通过讲解、演示、说服、指导、训练等方法，使目标人群学习健康知识、树立健康理念、掌握健康技能、养成健康行为的过程。

培训是指针对专项技能进行训练的一种教育方法。培训方法有讲授法、演示法、研讨法、视听法、角色扮演法、案例研究法、模拟与游戏法等。不同培训方法各有优缺点，为了提高培训质量，往往需要运用多种方法。

1.3.6　沟通能力

拥有良好的人际沟通能力是对健康教育工作者的基本要求。良好的沟通能力主要表现在：尊重对方，善于倾听，善于观察，能够准确传递自己的观点、态度和主张，善于运用提问和反馈技巧等。

1.3.7　传播材料设计制作与使用能力

健康教育传播材料是健康信息的载体，是健康传播活动重要的辅助工具，包括平面（印刷）材料、音像材料、实物材料等。健康教育传播材料的设计和制作是一项综合性的传播技能。健康教育工作者虽不需具备具体的设计和制作技能，但需要了解传播材料的设计原则和基本要求，指导设计制作人员完成传播材料的设计与制作工作。

有效使用健康教育传播材料也是一种能力。根据目标对象的受教育水平、当地社会文化特征等，选择适宜的传播材料、传播方式和传播场所，正确地张贴、发放、播放、演示和讲解健康教育传播材料，才能取得好的传播效果。

1.3.8 开展干预能力

在健康教育理论指导下，运用传播、教育、指导、说服、鼓励、限制等方法和手段，帮助个体或群体改变不健康的行为和生活习惯，自觉采纳有利于健康的生活方式与行为。

1.3.9 评估 / 评价能力

运用适当的方法评估 / 评价健康教育工作效果，证明健康教育工作在提升目标人群健康素养、促进行为改变乃至改善健康状况方面的作用。

健康教育评估 / 评价包括：需求评估、形成评价、过程评估、效果评估、成本效果评估、成本效益评估等。

评估 / 评价工作涉及定量评估技术、定性评估技术、半定量评估技术、样本量测算技术、抽样技术、现场调查技术、数据收集技术、数据分析技术、评估报告的撰写和结果推广利用等。

1.4 主要工作领域

1.4.1 健康中国建设

健康是促进人的全面发展的必然要求，是经济社会发展的基础条件。实现国民健康长寿，是国家富强、民族振兴的重要标志，也是全国各族人民的共同愿望。

党和国家历来高度重视人民健康。新中国成立以来特别是改革开放以来，我国健康领域改革发展取得显著成就，城乡环境面貌明显改善，全民健身运动蓬勃发展，医疗卫生服务体系日益健全，人民健康水平和身体素质持续提高。我国人均预期寿命、婴儿死亡率、5 岁以下儿童死亡率、孕产妇死亡率总体优于中高收入国家平均水平。但随着工业化、城镇化、人口老龄化、疾病谱变化、生态环境及生活方式等变化，慢性病负担居高不下，新发再发传染病威胁依然严峻，给维护和促进健康带来一系列新的挑战，健康服务供给总体不足与需求不断增长之间的矛盾依然突出，健康领域发展与经济社会发展的协调性有待增强，需要从国家战略层面统筹解决关系健康的重大和长远问题。

健康中国建设以“共建共享、全民健康”为战略主题，坚持以人民为中心的发展思想，坚持新时期卫生与健康工作方针，针对生活行为方式、生产生活环境以及医疗卫生服务等健康影响因素，从供给侧和需求侧两端发力，统筹社会、行业和个人三个层面，形成维护和促进健康的强大合力，立足全人群和全生命周期两个着力点，提供公平可及、系统连续的健康服务，全方位、全周期维护和保障人民健康，大幅提高健康水平，显著改善健康公平，为实现“两个一百年”奋斗目标和中华民族伟大复兴的中国梦提供坚实健康基础。

2015 年 11 月，中共中央十八届五中全会作出“推进健康中国建设”的决定。

2016 年 8 月，中共中央国务院召开全国卫生与健康大会，习近平总书记发表重要讲话，强调要把人民健康放在优先发展的战略地位，加快推进健康中国建设。在本次大会上，提出了新时期卫生与健康工作方针：以基层为重点，以改革创新为动力，预防为主，中西医并重，将健康融入所有政策，人民共建共享。

2016 年 10 月，中共中央国务院印发了《“健康中国 2030”规划纲要》，明确提出健康中国建设重点任务为：普及健康生活、优化健康服务、完善健康保障、建设健康环境和发展健康产业。

（1）普及健康生活

从健康促进的源头入手，强调个人健康责任，通过加强健康教育，提高全民健康素养，广泛开展全民健身运动，塑造自主自律的健康行为，引导群众形成合理膳食、适量运动、戒烟限酒、心理平衡的健康生活方式。

（2）优化健康服务

以妇女儿童、老年人、贫困人口、残疾人等人群为重点，从疾病的预防和治疗两个层面采取措施，强化覆盖全民的公共卫生服务，加大慢性病和重大传染病防控力度，实施健康扶贫工程，创新医疗卫生服务供给模式，发挥中医治未病的独特优势，为群众提供更优质的健康服务。

（3）完善健康保障

通过健全全民医疗保障体系，深化公立医院、药品、医疗器械流通体制改革，降低虚高价格，加强各类医保制度整合衔接，切实减轻群众看病负担，改善就医感受。

（4）建设健康环境

开展大气、水、土壤等污染防治，加强食品药品安全监管，强化安全生产和职业病防治，促进道路交通安全，深入开展爱国卫生运动，建设健康城市和健康村镇，提高突发事件应急能力，最大程度减少外界环境因素对健康的影响。

（5）发展健康产业

优化多元办医格局，推动非公立医疗机构向高水平、规模化方向发展，支持发展健康医疗旅游等健康服务新业态，积极发展健身休闲运动产业，提升医药产业发展水平，不断满足群众日益增长的多层次多样化健康需求。

1.4.2 健康中国行动

健康中国行动是细化落实《“健康中国2030”规划纲要》对普及健康生活、优化健康服务、建设健康环境等部署，聚焦当前和今后一段时期内影响人民健康的重大疾病和突出问题，实施疾病预防和健康促进的中长期行动。

健康中国行动坚持以人民为中心的发展思想，坚持新时期卫生与健康工作方针，强化政府、社会、个人三方责任，推动卫生健康工作理念、服务方式从以治病为中心转变为以人民健康为中心，普及健康知识，引导群众建立正确健康观，加强早期干预，形成有利于健康的生活方式、生态环境和社会环境，延长健康寿命，为全方位全周期保障人民健康、建设健康中国奠定坚实基础。

2019 年 6 月，国务院印发了《国务院关于实施健康中国行动的意见》和《健康中国行动（2019—2030 年）》（简称“健康中国行动”）。

健康中国行动总体目标是：到 2030 年，全民健康素养水平大幅提升，健康生活方式基本普及，居民主要健康影响因素得到有效控制，因重大慢性病导致的过早死亡率明显降低，人均健康预期寿命得到较大提高，居民主要健康指标水平进入高收入国家行列，健康公平基本实现。

健康中国行动主要任务包括全方位干预健康影响因素、维护全生命周期健康、防控重大疾病三大方面 15 项具体行动。在 15 项行动中，涉及健康促进与教育的内容如下：

1. 全方位干预健康影响因素

（1）实施健康知识普及行动。面向家庭和个人普及预防疾病、早期发现、紧急救援、及时就医、合理用药等维护健康的知识与技能。建立并完善健康科普专家库和资源库，构建健康科普知识发布和传播机制。强化医疗卫生机构和医务人员开展健康促进与教育的激励约束。鼓励各级电台电视台和其他媒体开办优质健康科普节目。到 2022 年和 2030 年，全国居民健康素养水平分别不低于 22% 和 30%。

（2）实施合理膳食行动。针对一般人群、特定人群和家庭，聚焦食堂、餐厅等场所，加强营养和膳食指导。鼓励全社会参与减盐、减油、减糖，研究完善盐、油、糖包装标准。实施贫困地区重点人群营养干预。

（3）实施全民健身行动。为不同人群提供针对性的运动健身方案或运动指导服务。努力打造百姓身边健身组织和“15 分钟健身圈”。推动形成体医结合的疾病管理和健康服务模式。把高校学生体质健康状况纳入对高校的考核评价。

（4）实施控烟行动。推动个人和家庭充分了解吸烟和二手烟暴露的严重危害。鼓励领导干部、医务人员和教师发挥控烟引领作用。把各级党政机关建设成无烟机关。研究利用税收、价格调节等综合手段，提高控烟成效。完善卷烟包装烟草危害警示内容和形式。

（5）实施心理健康促进行动。通过心理健康教育、咨询、治疗、危机干预等方式，引导公众科学缓解压力，正确认识和应对常见精神障碍及心理行为问题。

（6）实施健康环境促进行动。向公众、家庭、单位（企业）普及环境与健康相关的防护和应对知识。推进健康城市、健康村镇建设。建立环境与健康的调查、监测和风险评估制度。

2. 维护全生命周期健康

（1）实施妇幼健康促进行动。针对婚前、孕前、孕期、儿童等阶段特点，积极引导家庭科学孕育和养育健康新生命，健全出生缺陷防治体系。

（2）实施中小学健康促进行动。动员家庭、学校和社会共同维护中小学生身心健康。引导学生从小养成健康生活习惯，锻炼健康体魄，预防近视、肥胖等疾病。中小学校按规定开齐开足体育与健康课程。

（3）实施职业健康保护行动。针对不同职业人群，倡导健康工作方式，预防和控制职业病危害。鼓励用人单位开展职工健康管理。

（4）实施老年健康促进行动。面向老年人普及膳食营养、体育锻炼、定期体检、健康管理、心理健康以及合理用药等知识。健全老年健康服务体系，完善居家和社区养老政策，推进医养结合，探索长期护理保险制度，打造老年宜居环境，实现健康老龄化。

3. 防控重大疾病

（1）实施心脑血管疾病防治行动。引导居民学习掌握心肺复苏等自救互救知识技能。对高危人群和患者开展生活方式指导。全面落实35岁以上人群首诊测血压制度，加强高血压、高血糖、血脂异常的规范管理。

（2）实施癌症防治行动。倡导积极预防癌症，推进早筛查、早诊断、早治疗，降低癌症发病率和死亡率，提高患者生存质量。

（3）实施慢性呼吸系统疾病防治行动。引导重点人群早期发现疾病，控制危险因素，预防疾病发生发展。探索高危人群首诊测量肺功能、40岁及以上人群体检检测肺功能。加强慢阻肺患者健康管理，提高基层医疗卫生机构肺功能检查能力。

（4）实施糖尿病防治行动。提示居民关注血糖水平，引导糖尿病前期人群科学降低发病风险，指导糖尿病患者加强健康管理，延迟或预防糖尿病的发生发展。加强对糖尿病患者和高危人群的健康管理。

（5）实施传染病及地方病防控行动。引导居民提高自我防范意识，讲究个人卫生，预防疾病。充分认识疫苗对预防疾病的重要作用。倡导高危人群在流感流行季节前接种流感疫苗。加强艾滋病、病毒性肝炎、结核病等重大传染病防控，努力控制和降低传染病流行水平。强化寄生虫病、饮水型燃煤型氟砷中毒、大骨节病、氟骨症等地方病防治，控制和消除重点地方病。

1.4.3 爱国卫生运动

爱国卫生运动是党和政府把群众路线运用于卫生防病工作的伟大创举和成功实践，是中国特色社会主义事业的重要组成部分。长期以来，在党和政府的坚强领导下，爱国卫生工作始终以解决人民群众生产生活中的突出卫生问题为主要内容，将我国的政治优势、组织优势、文化优势转化为不断增进人民群众健康福祉的具体行动，有力推动了全民文明卫生素质的提高，不断满足了人民群众日益增长的身心健康需求，赢得了广大群众和国际社会的高度评价。爱国卫生运动是具有鲜明中国特色的、成功的健康促进实践，围绕不同时期工作重点，先后开展了一系列富有成效的工作。

20世纪五六十年代重点开展了除“四害”活动，初期将“四害”定为老鼠、麻雀、苍蝇、蚊子，后改为老鼠、臭虫、苍蝇、蚊子。

20世纪70年代重点推进“两管五改”工作，“两管”包括管水、管粪，“五改”包括改水井、改厕所、改畜圈、改炉灶、改造环境。

20世纪80年代响应中央关于开展社会主义精神文明建设的号召，开展了“五讲四美”活动。“五讲”包括讲文明、讲礼貌、讲卫生、讲秩序、讲道德，“四美”包括语言美、心灵美、行为美、环境美。

20世纪80年代末至90年代，启动了全国城市卫生检查、卫生城镇创建活动和全国九亿农民健康教育行动。

20世纪末至21世纪初，先后开展了“讲文明、讲卫生、讲科学、树新风”活动、城乡环境卫生整洁行动等。

2014年以来，爱国卫生运动进一步向纵深发展，开展新一轮城乡环境卫生整洁行动，加快农村改厕进程，加强病媒生物防制工作，深入推进卫生城镇创建活动，在全国全面启动了健康城市、健康村镇建设工作。

通过近70年坚持不懈努力，爱国卫生运动取得了举世瞩目的成就，明显改善了城乡环境卫生面貌，提升了全民的文明卫生素质，促进了经济社会协调发展，有力推动了城乡居民健康水平的提升。

爱国卫生运动是有中国特色的部门协作平台和社会动员机制，是“将健康融入所有政策”理念的具体实践，体现了中国卫生工作的特色和优势。2017年7月5日，世界卫生组织向中国政府颁发“社会健康治理杰出典范奖”。

1.4.4 区域健康促进

1. 概念

区域健康促进是以一定的行政区域为单位，运用健康促进理论解决区域主要健康问题及其影响因素，提升区域人群健康水平的过程。各种行政级别范围均可开展相应的区域健康促进工作。

2. 主要工作领域

（1）卫生城镇创建：卫生城镇创建活动始于1989年，是全国爱国卫生运动委员会为贯彻落实国务院《关于加强爱国卫生工作的决定》、改善城镇卫生面貌、提高人民群众卫生意识和健康水平，按照自愿原则在全国范围内开展的一项活动。卫生城镇创建工作从无到有，从小到大，从开展一般性城镇卫生治理，逐步向城乡环境卫生综合整治发展。卫生城镇创建的过程，是落实党和政府执政为民、生态发展的过程，是提升城镇综合管理水平、预防控制疾病、提高居民健康素养和城镇环境综合管理水平的过程。当前我国卫生城市创建的具体类型包括卫生城市、卫生乡镇和卫生县城的创建工作。

卫生城镇创建活动，有力地提升了当地社会管理水平，推动了城镇基础设施建设，改善了城乡环境卫生面貌，优化了投资和旅游环境，增强了群众文明卫生素质，加强了卫生防病工作基础，提高了群众的健康水平。

（2）健康城市：健康城市这一概念形成于20世纪80年代，是在“新公共卫生运动”、《渥太华宪章》和“人人享有健康”等战略思想的基础上产生的，也是世界卫生组织为应对城市化给人类健康带来的挑战而倡导的行动战略。

根据世界卫生组织的定义，健康城市应该是健康人群、健康环境和健康社会的有机结合，是一个不断改善自然环境、社会环境，并不断扩大社区资源，使城市居民能互相支持，以充分发挥潜能的城市。

2016年全国爱国卫生运动委员会下发《关于开展健康城市健康村镇建设的指导意见》，在内容要求上，将健康城市建设定位于卫生城市的升级版，通过完善城市的规划、建设和管理，改进自然环境、社会环境和健康服务，全面普及健康生活方式，满足居民健康需求，实现城市建设与人的健康协调发展。

健康城市建设的重点领域包括：营造健康环境、构建健康社会、优化健康服务、培育健康人群、发展健康文化。

健康城市建设的重点任务包括：开展健康“细胞”工程建设、建立健康管理工作模式、完善环境卫生基础设施、加强饮用水安全管理、提高环境质量、完善公共安全保障体系。

目前，全国爱国卫生运动委员会要求各地在推进健康城市建设工作中，开展“6+X”的建设模式。其中的“6”分别指：建立党委政府领导工作机制，制定健康城市发展规划，开展“健康细胞”建设，推进一批重点建设项目，建立全民健康管理体系，开展建设效果评价。“X”是指针对当地主要健康影响因素和健康问题，推进特色建设，要求各地根据自身经济社会发展水平、地理环境、文化特点等，结合美丽乡村、特色小镇等建设，因地制宜打造富有特色、群众认可、美丽宜居的健康城市和健康村镇。

（3）健康促进县（区）：健康促进县（区）创建要求县（区）党委和政府将健康放在优先发展的位置，以健康促进理论为指导，充分调动政府、部门、社会及个人的积极性，主动承担各自的健康责任，改善各类健康影响因素，提高人群健康水平，最终实现健康与经济社会的协调可持续发展。

围绕健康促进县（区）的概念和重点任务，2017年我国出台了《全国健康促进县（区）评估标准》，包含组织管理、健康政策、健康场所、健康文化、健康环境、健康人群等6个一级指标39个二级指标。

现阶段，健康促进县（区）建设主要内容包括三个方面：①落实“大卫生、大健康”理念，建立“把健康融入所有政策”长效机制；②建设健康支持性环境；③提升人群健康素养水平。

1.4.5 场所健康促进

1. 概念

场所健康促进指场所持续不断地改善物质环境和社会环境，充分发掘和利用资源，人们相互支持，发展个人潜能，营造促进健康的学习、工作和生活环境。

具体来讲，场所健康促进是指在医院、学校、企业、机关、社区等不同场所，通过行政或者组织手段，广泛动员和协调该场所的各成员、各部门以及社区、家庭、个人，使其各自履行对健康的责任，共同维护和促进健康的一种社会行动和社会战略。其实本质是在不同场所运用倡导、赋权、协调三大工作策略，解决其成员在健康方面所面临的主要问题。

我国在 20 世纪 90 年代初即开展了健康场所建设的探索，并于 2009 年在《中共中央国务院关于深化医药卫生体制改革的意见》中，第一次提出在医院、学校、企业、机关、社区等 5 大场所开展健康促进与教育。

2. 主要工作领域

（1）健康促进医院：健康促进医院是指医院通过组织、文化、环境、决策与流程的不断改善，为患者、员工与社区居民提供优质医疗或健康服务，提升医护质量，促进患者、员工及社区居民生命质量的持续提升。

健康促进医院提倡以人为本的人文医学理念，以患者、患者家属、医院员工、社区及医疗机构为对象，通过医院全体员工的承诺和参与，有效配置资源，开展有组织的行动、目标管理、协调与合作，改善医院文化、组织、环境和工作流程，出台或完善有利于患者、医护人员及社区居民健康的政策，激发医护人员发挥最佳效能，将健康促进和健康教育有效融入预防、保健、医疗、康复等日常工作各环节。

主要工作领域：①将健康促进理念融入医院建设和管理的全过程；②制定并落实健康促进医院工作规范；③优化诊疗环境，建立和谐人文环境；④建成无烟医疗机构；⑤规范健康教育工作流程，开展多种形式的健康教育工作。

（2）健康促进学校：健康促进学校是指通过学校、家长及学校所在社区的共同努力，为师生创造安全、舒适、健康的学习、工作和生活环境，全面、积极地促进并保护学生及教职员工健康。

通过需求评估，不断修订和完善学校健康政策；为师生提供基本医疗卫生服务；不断完善学校教育教学设施，营造健康氛围，为师生创造良好的学习、生活、工作环境；将健康教育纳入课程体系，开展多角度、多层次、全方位的健康教育活动；加强家庭—学校以及学校—社区的合作，鼓励学生将所学到的健康知识辐射到家庭乃至社区。

主要工作领域：制定学校健康政策、改善学校物质环境、营造良好的人际环境、强化学校—家庭—社区联系、完善学校健康服务和发展个人技能。

（3）健康促进工作场所：健康促进工作场所是指通过管理者和工作人员共同努力，采取健康保护和健康促进策略，持续为所有员工提供安全、舒适和健康的工作场所。

健康促进工作场所是健康城市、健康促进县区建设的重要组成部分。根据工作场所的特点，可进一步细分为健康促进机关、健康促进企业、健康促进事业单位等类型。

主要工作领域：维护工作环境安全、舒适、健康，具有良好的健康氛围和健康文化，有效利用各类健康资源，并能通过以场所为基础的多种形式的健康促进活动，促进职工健康。

目前全国性的健康促进工作场所建设主要依托健康促进县（区）建设和全民健康生活方式行动等工作开展。

（4）健康社区（村）：健康社区（村）是指通过社区（村）的管理者与居民共同努力，改善社区（村）的自然环境和社会环境，提供文化和健身场所，引导居民树立自身健康第一责任人理念，为居民创造安全、舒适、健康的生活环境，维护和促进居民健康，不断提升居民健康水平和生活质量。

主要工作领域：开展需求调查，出台有利于健康的政策，建立促进健康的工作机制，加强环境整治，创建卫生、健康的生活环境，落实公共场所无烟措施，促进居民采取健康生活方式，预防控制重大疾病和突发公共卫生事件，实施困难家庭健康帮扶，提供基本健康教育服务，为居民提供健康自测和技术指导等。

1.4.6 全民健康素养促进行动

为了倡导科学健康理念，普及健康知识和技能，普及健康生活方式，提升全民健康素养水平，2012年，卫生部启动了“中央补助地方健康素养促进行动”项目，简称健康素养促进行动项目，项目覆盖全国31个省（自治区、直辖市）和新疆生产建设兵团，不含港、澳、台地区。项目主要内容包括健康促进县（区）建设，健康促进医院、学校等健康促进场所建设，健康科普，健康素养和烟草流行监测，重点疾病/重点人群健康教育等。2017年，该项目纳入国家基本公共卫生服务项目。

健康素养促进行动项目作为全国健康促进与教育工作的重要任务和抓手，取得了积极成效：①推动了城乡居民健康素养水平持续上升；②政府、部门、社会各界对健康素养促进工作的认识不断加深，卫生健康部门与相关部门的协作进一步巩固和加强；③加强了健康教育专业队伍能力建设，扩大了健康教育工作影响力；④建立了全国健康素养监测和烟草流行监测系统，通过连续监测，为卫生健康相关政策制定提供了重要依据。

目前，“居民健康素养水平”作为《“健康中国2030”规划纲要》13个主要指标之一和《健康中国行动（2019—2030年）》结果性指标，已成为衡量经济社会发展水平、国家基本公共服务水平和人民群众健康水平的重要指标。

1.4.7 全民健康生活方式行动

世界卫生组织于1992年发表了著名的《维多利亚宣言》，提出了健康的“四大基石”，即“合理膳食、适量运动、戒烟限酒、心理平衡”，这是健康生活方式的基本内涵。

健康生活方式是维护和促进健康最直接、最有效、最具成本效益的策略和措施，是预防和控制心脑血管病、恶性肿瘤、糖尿病等慢性非传染性疾病的首选策略和措施。

全民健康生活方式行动是2007年由卫生部疾控局、全国爱国卫生运动委员会办公室和中国疾病预防控制中心共同发起的传播健康知识和促进居民健康行为形成的品牌项目。该项目以“和谐我生活，健康中国人”为主题，以倡导“健康一二一”（每日一万步，吃动两平衡，健康一辈子）为切入点，以“我行动　我健康　我快乐”为口号，倡导和传播健康生活方式理念，推广健康技能和支持工具，开展多种形式群众活动。每年9月1日为“全民健康生活方式日”。

工作策略：推动建立政府主导、多部门合作、社会力量支持、全民参与的慢病防控机制。以饮食和运动为切入点，开展健康知识传播和健康技能培训，促进健康行为形成。创建健康支持性环境，普及健康生活方式。

总目标：提高全民健康意识和健康生活方式与行为能力，创造长期可持续的健康支持性环境，提高全民综合素养，促进人与社会和谐发展。

2016年8月，在第五届中国健康生活方式大会上，提出开展“三减三健”行动，即提倡“减盐、减油、减糖，健康口腔、健康体重、健康骨骼”专项活动，并在未来十年继续以“和谐我生活，健康中国人”为主题，以“三减三健”专项行动为抓手，着重加强西部地区技术支持，普及健康生活方式与技能，强化社区行动。

1.5 工作策略

1.5.1 将健康融入所有政策

将健康融入所有政策是一种公共政策制定方法，即系统地考虑决策带给健康的后果，寻求跨部门协作，避免健康损害，最终达到改善人群健康及健康公平的目的。

“将健康融入所有政策”的起源可追溯到公共卫生发展史的早期，其概念术语诞生于20世纪90年代末期，2006年芬兰担任欧盟轮值主席国时将其固化下来。近年来，在世界卫生组织的倡导下，“将健康融入所有政策”在全球范围得到广泛应用，2013年第八届全球健康促进大会将其作为会议主题，并给出明确定义。

“将健康融入所有政策”的内涵：所有人民享有获得健康的权利，政府有责任和义务保护人民群众的健康；健康的社会决定因素非常广泛，宏观经济、交通、农业、教育、住房、就业等部门的政策会对健康及健康公平产生深刻的影响；要解决健康问题，需要多部门政策支持，而不能仅靠卫生部门。“将健康融入所有政策”高度关注健康的社会决定因素，是健康促进5个行动领域中“制定健康的公共政策”的延续和发展。全球实践证明，实施“将健康融入所有政策”策略，一方面可在各个层面的政策制定过程中，增强政策制定者对健康的责任，创造跨部门健康行动的机会；另一方面，强调公共政策带给卫生体系、健康决定因素和健康的后果，制定有利于健康的公共政策，有助于从根源上应对和解决健康问题。

全球“将健康融入所有政策”实践有两种常见形式。第一种是以问题为导向的跨部门协作，多部门出台政策共同应对特定的健康问题，这种做法非常普遍。第二种是在所有公共政策的制定阶段开展健康影响评价，避免拟订政策对人群健康造成不利影响，当前各国的健康影响评价整体上仍处于探索阶段。

尽管“将健康融入所有政策”概念2013年才正式引入中国，但在多年的爱国卫生运动、深化医药卫生体制改革、区域和场所健康促进、控烟履约、艾滋病防控等工作中，都充分体现出“将健康融入所有政策”的理念和策略。2016年全国卫生与健康大会将“将健康融入所有政策”列入新时期卫生与健康工作方针，《“健康中国2030”规划纲要》将“全面建立健康影响评价评估制度”列入健康中国建设的保障机制。

1.5.2 控烟策略

为推动各国履行《烟草控制框架公约》，世界卫生组织在系统总结全球烟草控制成功经验的基础上，提炼出六项有效减少烟草使用的措施，这六项措施的英文单词首字母依次为M、P、O、W、E、R，简称烟草控制的MPOWER策略。

监测烟草使用和预防政策（monitor）：了解本地的烟草生产销售和使

用情况，并对烟草业所采取的促进烟草消费的任何措施都有一定的预案。

保护人们免受烟草烟雾危害（protect）：禁止在所有室内公共场所吸烟，以及必要时禁止在室外环境吸烟，以最大限度保护所有人免受烟草烟雾危害。

提供戒烟帮助（offer）：对有戒烟需求的人提供戒烟服务，如：戒烟咨询电话、网上戒烟咨询与指导、戒烟门诊、戒烟药物等。

警示烟草危害（warn）：包括但不限于在烟草包装上使用《世界卫生组织烟草控制框架公约》最低要求的烟草健康警示，开展控烟健康教育，播放控烟公益广告等。

禁止烟草广告、促销和赞助活动（enforce）：禁止所有形式的烟草广告、促销和赞助，确保所有人都不受美化烟草行为的影响。

提高烟税（raise）：提高烟草的税收和市场零售价格，通过价格杠杆，提高戒烟的可能性，并保证财政收入在短期内不会因为人们戒烟而大幅度下降。

MPOWER 策略是健康促进理念与策略在控烟领域的具体实践，充分体现了健康公共政策、跨部门行动在控烟工作中的重要作用。

1.6 伦理道德与职业精神

1.6.1 伦理道德

伦理学是以人类的道德问题作为研究对象，是道德思想观点的系统化、理论化。伦理学的本质是关于道德问题的科学。伦理学要解决的问题既多又复杂，但基本问题只有一个——道德和利益的关系问题，即“义”与“利”的关系问题。在涉及生物医学研究中，凡有可能涉及道德问题的，都需要申请伦理学审查。

2016 年 10 月，国家卫生计生委发布《涉及人的生物医学研究伦理审查办法》，规定涉及以下研究均应开展伦理学审查：①采用现代物理学、化学、生物学、中医药学和心理学等方法对人的生理、心理行为、病理现象、疾病病因和发病机制，以及疾病的预防、诊断、治疗和康复进行研究的活动；②医学新技术或者医疗新产品在人体上进行试验研究的活动；③采用流行病学、社会学、心理学等方法收集、记录、使用、报告或者储存有关人的样本、医疗记录、行为等科学研究资料的活动。健康教育工作所涉及的伦理审查主要属于第三种情况。

开展健康教育与健康促进工作，必须遵守国家法律法规规定，遵守伦理原则，在涉及人群调查、人群干预研究时，均应主动申请伦理审查。伦理审查通过后，方可开展研究，在研究的每个环节，都应严格遵守伦理原则。尊重目标对象的自主意愿，同时遵守有益、不伤害以及公正的原则。

具体来讲，要遵守以下伦理原则：

（1）知情同意原则：尊重和保障目标对象是否参加研究的自主决定权，严格履行知情同意程序，防止使用欺骗、利诱、胁迫等手段使受试者同意参加研究，允许目标对象在任何阶段无条件退出研究。

（2）控制风险原则：首先将目标对象人身安全、健康权益放在优先地位，其次才是科学和社会利益，研究风险与受益比例应当合理，力求使目标对象尽可能避免伤害。

（3）免费和补偿原则：应当公平、合理地选择目标对象，参加研究不得收取任何费用，对于在研究过程中支出的合理费用还应当给予适当补偿。

（4）保护隐私原则：切实保护目标对象的隐私，如实告知目标对象个人信息的储存、使用及保密措施情况，未经授权不得将目标对象个人信息向第三方透露。

（5）依法赔偿原则：目标对象参加研究受到损害时，应当得到及时、免费治疗，并依据法律法规及双方约定得到赔偿。

（6）特殊保护原则：对儿童、孕妇、智力低下者、精神障碍患者等特殊人群，应当予以特别保护。

1.6.2 职业精神

职业精神是与人们的职业活动紧密联系，具有职业特征的精神与操守。社会主义职业精神由多种要素构成，包括职业理想、职业态度、职业责任、职业技能、职业纪律、职业良心、职业信誉、职业作风。

新时代医疗卫生职业精神为：敬佑生命、救死扶伤、甘于奉献、大爱无疆。

健康教育工作者，要牢固树立以人民为中心的发展思想，坚持健康教育事业的公益性，坚持新时期卫生与健康工作方针，弘扬新时代医疗卫生职业精神，大力倡导健康文明的生活方式，树立大卫生、大健康的观念，把以治病为中心转变为以人民健康为中心，建立健全健康教育体系，提升全民健康素养，提高全社会健康水平。

健康教育工作者要牢固树立政治意识、大局意识、核心意识、看齐意识，坚决贯彻落实党中央的重大决策和部署，要把人民健康放在优先发展的战略地位，以普及健康生活、优化健康服务、完善健康保障、建设健康环境、发展健康产业为重点，加快推进健康中国建设，努力全方位、全周期保障人民健康，为实现“两个一百年”奋斗目标、实现中华民族伟大复兴的中国梦打下坚实健康基础。

（李长宁　李英华　田本淳　卢　永　史宇晖　赵芳红
李小宁　杜维婧　任学锋　吕书红　侯晓辉）

能力领域 2 需求评估能力

需求评估是指在面对人群健康问题时，通过系统地调查、测量来收集各种有关事实资料，并对这些资料进行分析、归纳、推理、判断，确定或推测与该健康问题有关的影响因素，以及可利用资源，从而为后续计划制定、干预实施和效果评价提供依据。

2.1 制定需求评估计划

2.1.1 确定需要评估的人群

全面的需求评估包括动员社区参与、采集现有数据、收集相关数据、评估可利用资源等。开展评估需求时，首先要明确需要评估的目标人群，可根据年龄、性别、种族、受教育程度、职业和收入等基本人口学指标及健康问题进行分类。

2.1.2 确定可利用的资源

为有效完成需求评估，要对现有资源进行分析，如人力资源（能够参与项目的工作人员、数据收集人员和其他相关的专业技术人员等）、物质资源（可用的车辆、设备、场所等）、政策资源（支持项目目标的政策、可用的激励措施、财政支持等）以及信息资源（相关资料、调查数据等）。在进行评估之前，健康教育专业人员应该知道是否已经在目标人群中进行过类似的调查或需求评估，避免重复和资源浪费。

2.1.3 确定利益相关者

利益相关者（stakeholder）可以是合作伙伴，也可以是项目的干预对象或者是受项目结果影响的个人、群体、机构或组织。健康教育专业人员可以使用相关理论或已有的经验来进行评估，也可以采纳利益相关者提供的信息。识别不同类型的利益相关者，与之建立良好的合作关系，共同组建一个有效的执行团队来开展需求评估，提高利益相关者在评估过程中的参与程度，不仅有利于推进评估进展，而且可以提高评估结果的利用价值。

2.1.4 确定需求评估思路和框架

一般来说，健康教育和健康促进项目非常复杂，需要从行为、组织、文化、社区、政策和环境等诸多方面考虑需求评估的影响，相关的理论和模型可为需求评估提供思路和框架。可借鉴的理论和模型包括马斯洛需求层次理论、格林模式（PROCEDE-PROCEED 模式）、社会生态学模式等。

马斯洛需求层次理论将人的需求分为 5 个层级，从低到高依次为：生理需求、安全需求、社交需求、尊重需求和自我实现需求。

格林模式主要从社会诊断、流行病学诊断、行为和环境诊断、教育与生态学诊断以及管理与政策诊断等五个方面进行分析评估。

社会生态学模式从个人、群体、机构、社区、公共政策等五个层级来分析个体行为或群体行为与生态环境之间的关系。

需求评估时，应根据项目要求和实际情况确定评估方法。具体方法包括文献综述、定量调查和定性调查等。

2.1.5 将伦理原则应用到需求评估的各个环节

在需求评估中应考虑伦理原则。由于目标人群、利益相关者、合作伙伴和健康教育工作者都参与到需求评估中，在理论模型选择、数据采集和结果判断等方面会不可避免地存在一些冲突和矛盾。因此，在需求评估中必须坚持伦理原则，如知情同意、获得相关审查委员会批准等。

2.2 收集健康相关信息

2.2.1 收集已有的健康信息

通过已有信息了解目标人群的健康状况、健康危险因素和健康需求。收集的数据包括健康状况、危险因素、发病率、患病率、死亡率、出生率等，也包括当地的客观环境、经济发展水平、教育水平、卫生资源供给等与健康问题密切相关的信息。信息源主要来自政府和专业机构的监测数据或调查数据、现有文献和工作报告等。

2.2.2 评估收集到的健康信息

对收集到的健康信息的科学性、相关性、可及性进行判别分析，评估其是否符合需求评估的要求。

2.2.3 根据需要采集原始信息

原始信息又称第一手信息，指直接从目标人群收集信息，用于回答特定需求评估提出的问题。原始信息可以通过问卷调查获得，也可通过访谈、小组讨论和直接观察等定性研究获得。收集原始信息时需设计调查问卷，制定访谈提纲或观察方案，选择收集方法，确定收集过程，培训工作人员并加以实施。

2.3 确定主要健康问题及影响因素

在健康信息评估的基础上，根据疾病影响范围、易感性和严重性，对健康问题进行排序。分析引起健康问题的危险因素，将健康危险因素根据后果的严重性、可改变性以及社区关注度进行排序。在此基础上，确定主要健康问题和干预措施。

2.3.1 确定主要健康问题

需求评估的主要目的是发现和确定影响目标人群生活质量的主要健康问题，如患病率最高的疾病、发病率最高的疾病、经济负担最重的疾病等。同时发现这些健康问题的影响因素，如超重、肥胖、吸烟、身体活动不足、饮酒行为、不合理饮食行为、不安全驾驶行为、不良情绪及长期压力高负荷等。

2.3.2 分析影响健康问题的行为因素和非行为因素

影响健康的因素可分为两类：行为因素和非行为因素。行为因素包括促进健康行为和危害健康行为。

促进健康行为包括基本健康行为、戒除不良嗜好、预警行为、避开环境危害及合理利用卫生服务等；危害健康行为包括不良生活方式与习惯、致病行为模式、不良疾病行为，以及违反社会法律、道德的危害健康行为。非行为因素包括性别、年龄、收入、社会保障、居住环境、卫生服务可及性等。

2.3.3 确定可干预的行为因素和非行为因素

根据目标人群的特点，结合当地实际情况，选择重要、干预效果好、可行性好的行为因素和非行为因素作为干预重点。

2.4 评估资源

资源包括社会环境资源和人力、财力、物力资源等。任何项目都需要预先评估项目实施所需的人员、设施、设备、材料和费用等，以保证项目顺利实施。

2.4.1 社会环境资源

分析可利用的与健康相关的法规政策、可合作的组织与机构以及健康支持性环境。法规政策包括法律、条例、规定、规划、专项行动等，可合作的组织与机构包括政府及非政府组织或机构，健康支持性环境包括健康文化、健康社区、健康学校、健康步道、健康主题公园等。

2.4.2 人力、财力、物力资源

评估项目专家团队的专业构成、工作人员的专业构成及工作经验；管理人员的项目管理经验和实施能力；是否有志愿者参与，及志愿者的年龄、性别、职业、学历构成等。分析经费来源是否有保障、是否充足、有没有其他可获得的外界援助。评估是否具备开展健康教育活动所需的场所、设备、健康教育材料等。

2.5 确定需求

2.5.1 需求的优先级排序

特定群体和社区的健康需求和问题呈现多方面、多层次特征，短时间内难以被全部解决，需确定优先干预的健康问题。确定优先干预问题的原则有：重要性原则、有效性原则、可行性原则、成本－效益原则。

2.5.2 基于需求评估提出工作建议

在需求评估基础上，明确需要改善的健康问题，提出干预活动框架，预判干预效果，确定优先顺序，提出工作建议。

2.5.3 撰写需求评估报告

根据需求评估结果，进行综合分析与研判，撰写需求评估报告。根据工作需要，报送对象包括但不限于政府部门、关键群体、研究人员、赞助商或其他利益相关者等。报告送审对象不同，报告撰写的角度和侧重点也

不同，需用不同的方式表达评估结果，要强调与对方任务、使命、利益的一致性，明确项目给双方带来的近期、远期及潜在效益，获得对方支持与合作。

（孙 桐 魏晓敏 季莉莉 李英华）

能力领域3 计划制定能力

计划制定是指针对需求评估所确定的优先解决的健康问题及影响因素，制定干预目标、策略和措施，以及效果评估方案的过程。计划制定是对项目从开始到结束的全过程设计，是项目实施的路线图和时间表，是开展工作的依据。

3.1 制定依据

3.1.1 基于需求评估，确定优先解决的健康问题

通过需求评估，发现影响当地社区或机构（学校、单位、企业等）的健康问题并确定优先顺序。

3.1.2 说明项目的必要性及可行性

需求评估不仅评估优先解决的健康问题，还要评估解决该问题需要的政策、可利用资源、利益相关方的意见等，从而评估项目的必要性和可行性。通过评估健康问题的严重程度，影响范围及群众关注度来确定必要性。通过评估解决健康问题所能利用的政策、人财物资源、利益相关方的支持情况等来确定可行性。因此，通过需求评估，说明问题的严重性，同时需要说明政策环境是否支持、社区层面是否可操作、技术和资源是否可行等。

3.2 提出目标

任何一个健康教育与健康促进计划都必须有明确的目标，它是计划实施和效果评价的依据。

3.2.1 总目标

总目标是指健康教育与健康促进项目要实现的一个愿景，是宏观的、长期的，是项目的努力方向和要取得的最终结果。

3.2.2 具体目标

具体目标是为实现总体目标设计的具体的、量化的指标。在描述具体目标时，通常包括 4 个 W 和 2 个 H，即：对谁（who），实现什么变化（what），多长时间内实现这种变化（when），在什么范围内实现这种变化（where），实现多大程度的变化（how much）以及如何测量这种变化（how to measure）。

制定具体目标时应遵从 SMART 原则：即制定的具体目标必须是具体的（specific）、可测量的（measurable）、可实现的（achievable）、（与总目标）相关的（relevant）、有时限性的（time-bound）。

3.3 选择评价指标与方法

3.3.1 确定评价内容

形成评价（formative evaluation）是为健康教育计划的制定提供相关信息，目的在于使计划更科学、更完善、更具可行性，最大程度保证计划能够取得预期效果。

过程评价（process evaluation）是对项目实施过程的评估，它贯穿于项目实施的全过程，包括评估项目实施的进度、开展的活动、经费支出等是否符合项目计划。过程评价可以有效地监测项目进展并根据需要对项目计划进行必要的调整或改进，保障项目计划顺利实施并取得预期成效。

效果评价（effectiveness evaluation）包括近期效果评价、中期效果评价和远期效果评价。近期效果评价主要是评估健康教育 / 健康促进项目导致的目标人群健康相关行为及其影响因素的变化，常用指标有健康知识知晓率、信念持有率、健康行为形成率、不良行为改变率等。中期效果评价主要评估项目导致的目标人群健康效应的变化，如体重控制率、生理生化指标的变化情况等，以及相关的政策、环境变化。远期效果评价主要是评价项目导致的目标人群健康状况和生活质量的变化，常用指标有发病率、患病率、死亡率等。

3.3.2 确定评价指标

评价的实质是比较，包括项目实际结果与预期目标的比较、客观实施情况与原定计划的比较等。

在计划制定过程中就需要确定评价指标。

形成评价指标一般包括计划的科学性、实施的可行性、政策的支持性、技术的适宜性、目标人群对策略和活动的接受性等。

过程评价指标关注是否严格按项目计划执行，包括项目活动执行率、干预活动覆盖率、目标人群满意度以及预算执行率等。

效果评价指标包括目标人群的知识、态度、行为的变化指标，环境、政策的变化指标，乃至人群健康状况和生活质量指标等。

3.3.3 确定评价方法

评价方法包括定量方法和定性方法。健康教育项目的评价通常采用定性和定量相结合的方法。

定量方法重在探讨指标在数量方面的变化，用数据来说明项目确立的必要性以及成效产出的大小。

定性方法重在探讨影响健康的深层次原因，寻找原因背后的原因，如社会、心理、文化、宗教等因素对健康的影响。

3.4 确定干预策略与措施

干预策略要紧紧围绕目标人群的特征及预期目标来确定。健康教育干预策略与措施是指利用行为干预理论制定有针对性的、符合人们行为改变规律的、可实现计划目标的一系列干预方案和方法的集合。

3.4.1 选择适宜的干预理论或模型

1. **个体水平的行为改变理论** 重点针对个体因素的干预。如：知信行理论（knowledge-Attitude-Behaviorl Practice Theory，KABP）、健康信念模式（health belief model，HBM）、行为阶段改变理论（stages of change model，SCM）、理性行动理论和计划行为理论（theory of reasoned action & theory of planned behavior，TRA &TPB）等。

2. **人际水平的行为改变理论** 重点针对人际因素的干预。如：社会认知理论（social cognitive theory，SCT）、社会网络与社会支持理论（social network and social support，SNSS）等。

3. **社区水平的行为改变理论** 重点针对组织与社区因素的干预。如：创新扩散理论（diffusion of innovation theory，DIT）、组织改变理论（model of organizational change，MOC）和社区组织与社区发展理论（community organization& community development）等。

人们的行为受多种因素影响，没有一个行为理论可以独立解决所有问题，仔细评估行为问题及影响因素，确定相应的干预理论。实际工作中常常综合运用多个理论设计干预策略和方法，解决实际问题。

3.4.2 遵循循证原则和伦理原则

循证原则有助于科学、理性决策，使健康教育计划更科学、合理、有效，有利于提高健康教育效果，提高资源的有效利用率。

在健康教育工作中遵循伦理原则，目的是最大程度保护目标人群不受到身体上或心理上的伤害，主要内容包括：

（1）项目计划提交伦理委员会审查通过。

（2）保证所有知情同意的程序。

（3）保护参与者个人隐私。

（4）承诺参与者有随时退出项目的权利。

（5）控制项目风险，把参与者的人身安全、健康权益放在优先地位。

（6）参与授课等传播活动的人员应具有相应资格。

（7）详细向参与者讲解项目目的、内容、要求，以及项目可能带来的利益与成本。

（8）确保活动场所和其他设施符合建筑规范，满足安全使用要求。

3.4.3　考虑人群特征及文化适宜性

在选择干预策略和措施时，需要考虑目标人群的社会人口学特征，如年龄、性别、职业、受教育程度、收入等，也需要考虑其社会文化、风俗习惯、宗教信仰、语言等因素。中国幅员辽阔，民族众多，文化丰富，习俗多元，在策略选择中充分考虑这些因素，有助于提高策略和措施的适宜性。

健康教育工作人员需要具有较强的文化能力。文化能力是“一个人理解和尊重来源于不同文化的价值、态度和信仰的能力，以及其在计划、实施、评估健康教育与健康促进项目和干预时思考和处理这些差异的能力”（美国健康教育术语联合委员会，2012）。对于健康教育工作人员来说，确定与目标人群文化相匹配的健康教育与健康促进策略十分重要。

3.4.4　评估干预策略和措施的有效性

评估不同干预策略和措施的适用条件、针对性和有效性，评估策略和措施的可行性、可接受性和可及性等。

3.4.5 制定干预策略

在问题评估和行为分析的基础上，选择基于证据的策略来促进目标对象行为改变。

1. **教育策略** 通过讲解、演示、说服、指导、训练等方法，促成行为改变。

2. **环境策略** 通过改变人们的学习、工作、生活环境，创建健康支持性环境，促成行为改变。

3. **社会策略** 通过法律、法规、政策和条款，强制行为发生改变。

3.4.6 制定干预措施

1. **干预措施** 干预措施是干预策略的具体体现，包括：

（1）政策干预：出台有关法律、法规、政策等，对目标人群的行为产生强制性影响。如公共场所控烟立法、国家推行免疫规划等。

（2）环境干预：通过改变环境促使人们行为改变，如在生活小区设立体育运动场所、改水、改厕、绿化美化环境等。

（3）信息干预：通过宣传、教育、传播、咨询等活动为人们提供有益于行为改变的信息，如视听课程、互联网健康信息、健康科普讲座等。

（4）人际干预：利用同伴压力、示范效应、归属认同、从众等社会心理现象，选取意见领袖、形象大使、同伴等进行行为干预。

（5）组织干预：在机关、企事业单位等组织机构内，采取促使人们行为改变的措施，如组织工间操、出台禁止吸烟规定、改善办公环境、做好职业防护等。

2. **干预活动** 根据干预策略和措施开展干预活动，常见的干预活动有：

（1）个人干预活动：教育、咨询、访谈、劝导等。

（2）群体干预活动：互助小组、兴趣小组、患者俱乐部等。

（3）组织干预活动：集体活动、专题培训、制定规章制度等。

（4）社区干预活动：社区活动、健康讲座、咨询义诊、卫生健康主题宣传日活动等。

（5）政策干预活动：社会倡导、社会动员、新闻发布会、政府白皮书等。

3.4.7 可行性预试验

项目实施前，需要在小范围内进行预试验，了解目标人群对干预活动的接受情况和对项目的整体反馈。预试验的参与者必须与项目人群在主要特征上保持一致，考虑性别、年龄和文化程度的代表性。通过预试验，对干预策略、措施和活动的可行性、有效性进行评估。

3.4.8 根据需要调整干预策略和措施

根据预试验结果，对项目计划进行必要的修改，并与各利益相关方分享预试验结果。在调整现有策略或措施时，健康教育工作人员应认真研究相关的循证材料、审视预试验的每一个环节，从而确定影响实施的因素并做出修改，使项目更好地适用于目标人群。

3.5 人员、经费和时间进度

3.5.1 确定核心团队和合作伙伴

制定计划时，需要根据项目目标和具体实施内容确定参与机构和人员，包括确定领导机构、执行机构、合作机构。领导机构和执行机构是项目实施的基本保证。领导小组成员应包括牵头部门的主要领导和具体负责实施工作的业务负责人。领导小组成员应该了解和熟悉项目计划内容，对预期效果有信心，支持项目计划，并具有决策能力。执行机构往往设置在某一相关业务单位内，由其中某个部门来承担实施工作，实施人员大多由该部门或该单位的专业人员组成。

健康教育和健康促进工作往往需要多部门合作，需要邀请不同机构、部门、组织的代表参与到项目中来，并组建工作联盟。理想情况下，工作联盟成员的参与应贯穿整个项目的实施过程。

3.5.2 明确经费来源和经费预算

根据计划开展的具体工作，合理编制经费预算。经费预算通常包括会议费、材料费、设备费、人员费、检测费等。预算编制需要提供合理的计算依据，要符合国家相关预算规定。预算是项目开始执行后进行财务审计的重要依据。

3.5.3 制定时间进度表

进度表不是一个简单的时间计划，而是以时间为线轴、秩序排列的各项工作任务、具体负责人员、检测指标、经费预算、特殊需求等内容的一个综合执行计划表。在制定计划时就需设定时间进度表，让所有参与者都能知道他们应当何时参与以及怎样参与。通过时间进度表，可以明确工作任务、时间节点、资金及责任方。

（李英华　仲学锋　季莉莉）

能力领域4 干预实施能力

干预实施是将健康教育干预计划转化为干预实践的过程，是按照干预计划的内容逐一执行的过程。干预实施是健康教育项目从计划到目标实现的重要环节，也是健康教育的主体工作。在干预实施中，健康教育工作者应具备制定干预计划、培训实施人员、实施干预活动及质量控制的能力。

4.1 制定实施方案

根据健康教育计划制定具体的干预实施方案。实施方案是从计划到目标的详细路线图。它应与整体项目一致，包括：目标、目标人群、活动形式和数量、时间表、人员分工、资源分配及质量控制等。

4.1.1 建立干预团队

成立工作组，建立工作网络，包括领导机构（或项目负责人）、执行机构（或执行人员）、专家团队、协调人员等。

领导机构（或项目负责人）对项目进行全面管理和协调，执行机构（或执行人员）具体负责项目实施。

大型项目执行过程中，需有相对固定的多学科专家团队指导项目实施。

此外，还应动员更多社会力量参与，增加资源投入，发展合作伙伴。

4.1.2 制定干预方案

分阶段（调研阶段、准备阶段、执行阶段、总结阶段）制定各项活动的具体实施步骤，细分目标人群，兼顾不同目标人群特点，统筹安排各项活动。以时间表或甘特图的形式明确任务。

4.1.3 确定干预所需的人财物

根据项目预算合理安排人力、财力、物力。

执行人员可以是健康教育专兼职人员、医疗卫生人员、社区工作人员、媒体工作者、政府及各部门决策者或其他人员；选择时需要考虑人员数量、专业领域和业务能力。

在实施时间表中，明确每一项活动所需人员、经费、设施、设备、资料、场地、负责人等。

4.1.4 考虑人群特征及文化适宜性

根据目标人群的特点，如年龄、性别、受教育程度、文化风俗、宗教信仰以及媒介偏好等，选择适宜的干预手段。

4.1.5 遵守伦理原则和相关法律法规

实施方案应充分考虑伦理要求，遵守相关法律法规。保护参与者的利益、隐私权、知情权和随时退出项目的权利。应明确告知项目带来的可能益处及潜在风险。项目方对应承担的责任作出明确承诺，签署知情同意书。

4.2 培训实施人员

培训工作人员，使其了解项目实施的背景及预期目标，掌握完成项目任务应具备的相关管理知识、专业知识和技能。

4.2.1 制定培训计划

培训计划应包括培训目标、对象、内容、方式、师资、时间、地点、教材、教具、评价方法、经费预算等。

根据项目对能力的要求，评估实施者的个人能力特征，如知识、技能、经验等，确定培训的目标和内容。

培训内容通常包括：项目方案、项目所需的专业知识与技能、项目管理知识与技能等。

可从项目管理人员、业务骨干、相关领域的专家以及具备成功经验的其他地区工作人员中选择师资。合格的师资应具有良好的知识储备、丰富的实践经验、参与培训的意愿、良好的交流与互动技巧等。

项目培训是为了完成项目工作，不同于学校的系统知识讲授或基础技能训练，因此多采用参与式教学方法。如：头脑风暴法、角色扮演法、小组讨论法、案例分析法、经验分享法等。

4.2.2 实施培训

实施培训主要包括教学和后勤两部分。

教学方面：提前联系师资、安排课程，确定培训时间和场地，准备相关的教材、教具，做好课堂管理等。

后勤方面：做好学员的接待、食宿和交通等安排，及时解决培训中出现的问题。

4.2.3 评价培训效果

通过评价来检验培训效果。一般采用个人访谈、小组访谈或问卷调查的形式，主要从效果、教学和组织三方面来评价。

效果评价：培训结束后学员对知识和技能的掌握情况。

教学评价：教师授课能力、教材适用性、培训内容适宜性、课程安排合理性、学员出勤率等。

组织评价：培训设计与实施、教学条件、生活条件等。

4.3 实施干预活动

根据实施方案开展各项工作，应由项目实施人员、目标人群以及相关部门工作人员共同参与实施。

4.3.1 收集基线数据

基线数据帮助项目人员了解干预前的实际情况，也为后续开展效果评价提供依据。基线数据的收集方法包括查阅资料、定性研究和定量研究等。

基线数据包括目标人群的人口学特征、健康状况、生活质量、健康相关行为以及影响行为的倾向因素、促成因素和强化因素等。

制定具体方案收集基线数据，内容包括：动员组织目标人群、收集程序、收集方法、质量控制、时间安排、保障措施等。

4.3.2 开展干预活动

针对实施过程中可能出现的问题提前制定预案，按照既定计划有序开展活动，做好质量控制，及时解决问题。

选择或制作合适的传播材料。准备所需的设备、器材等，并有专人管理或协调使用。注意与目标人群、合作部门等保持良好沟通，确保各项活动顺利开展。

4.3.3 根据需要调整干预活动方案

干预实施过程中，可能会因各种变化使得原计划无法执行，包括：目标人群参与不足、活动形式和数量无法满足项目需要、资源不足、实施人员数量或能力不足、时间进度偏慢等。组织者应在保证项目目标不变的情况下，及时调整实施方案，保证干预效果。

4.3.4 收集干预后数据

根据项目计划收集干预后数据，作为效果评价的依据。一般采用与基线调查相同的方法，也可根据实际情况适当修改或重新设计调查方案。

4.4 质量控制

在项目实施之初，建立有效的监测体系，全程质量控制，及时发现并解决实施中出现的问题。监测内容包括：时间进度、资金使用、项目进展、实际成效等。做好数据收集和过程记录，及时调整人力、物力、财力，保证项目顺利实施。

4.4.1 时间进度的监测

根据项目时间进度表，监测项目进度。如遇特殊情况需调整时间进度表，应及时与管理者沟通，避免影响整体安排。定期召集利益相关方和实施人员进行反馈沟通。可用项目执行率反映工作进度。

4.4.2 干预活动的监测

监测活动开展状况、目标人群知信行及有关危险因素变化情况等。监测结果有助于了解项目进展和实施质量，如发现干预活动达不到要求，影响项目目标的实现，可考虑调整干预方案。

活动开展状况主要包括实际开展的活动内容和数量、目标人群参与状况、实施人员工作状况和各部门配合状况是否符合预期。可采用干预活动执行率、目标人群参与率、部门参与率等指标进行评价。

开展目标人群知信行和有关危险因素监测，有利于掌握项目活动的针对性和有效性。可采用核心信息知晓率、信念持有率、行为形成率等指标进行评价。

4.4.3 计划与实施的一致性

应确保实施过程与既定计划的一致性。可采用工作记录、进展报告、现场观察、定量调查和定性调查等方法来评估。如干预措施改动较大，需慎重考虑是否仍按预期结果进行评估。

4.4.4 经费使用与管理

审计实际开支与预算的符合程度，评估预算和实施工作质量，分析经费开支与预算出入的原因。大型项目要做好项目审计、阶段性审计和总体审计，监测各具体干预活动的经费使用，及时调整分项预算，控制项目总体预算。项目执行人员要向出资人报告经费使用情况，在实际支出超出预算时，争取合理追加经费，也可广泛寻求资助，以保证完成各项活动。

（杨国平　季莉莉　史宇晖　李英华）

能力领域5 传播与沟通能力

健康传播是指通过各种传播媒介和方法，为维护和促进人类健康而收集、制作、传递、分享健康信息的过程。在信息传递的过程中，实现有效沟通，对健康问题达成共识，共同采取行动促进健康。

5.1 选择传播策略

根据不同的传播目的、不同受众选择适宜的传播策略。

5.1.1 人际传播

以人际传播为主的健康传播策略主要有五种：

（1）教育：运用教育学的原理和方法，帮助受众获得知识、转变认知和改变信念态度等。

（2）训练：通过讲解、示范、模拟练习、实际操作等方法，帮助受众掌握健康技能。

（3）咨询：被咨询者利用个人的知识和经验，解答咨询者提出的健康问题，为咨询者提供健康服务。

（4）劝服：针对目标对象的不正确观点、态度和行为进行启发引导，摆事实讲道理，说服其改变。

（5）指导：对目标对象的学习过程、实际操作技能、健康行为实践给予具体指导。

5.1.2 大众传播

以大众传播为主的健康传播策略主要有两种：

（1）宣传：广泛传播特定健康信息，以单向传播为主，受众较广。

（2）倡导：通过机构、组织、权威人士、名人等倡导健康理念、行为或生活方式，对受众形成影响。如倡导不吸烟，不酗酒，保护环境等。

5.1.3 其他传播

如组织传播、自我传播、新媒体传播等。不同传播方式各有优缺点，组合使用可以优势互补，提升传播效果。在实际工作中，可根据具体情况对传播方式进行灵活选择或组合。

5.2 制定传播计划

5.2.1 分析目标人群

分析目标人群的基本情况、健康相关问题和健康教育需求。除一般人口学特征外，还应考虑：

（1）目标人群的数量。

（2）主要的健康问题、严重程度及人群分布。

（3）目标人群对健康问题的关注度。

（4）目标人群对健康问题的看法和态度。

（5）目标人群独立解决健康问题的能力。

（6）接触目标人群的难易程度。

（7）可投入的人力、经费、资源。

5.2.2 确定传播目标

围绕项目总目标设定传播活动的具体目标。

（1）明确受众信息知晓状况的预期改变。

（2）明确受众态度、信念、技能的预期改变。

（3）明确受众行为的预期改变。

（4）明确判定成功和达到目标的标准。

（5）明确可客观描述预期结果的指标。

单次健康传播活动很难使受众的知识、技能和行为发生稳定改变，设定目标时要切合实际。

5.2.3 确定传播主题与内容

根据目标人群的主要健康问题和健康教育需求确定传播主题。主题可选自以下内容：

（1）文明健康的生活方式。

（2）健康管理知识与技能。

（3）常见病、季节性多发病预防。

（4）健康主题日的宣传主题。

（5）突发事件应对及伤害预防。

（6）健康政策宣传。

5.2.4 选择传播媒介

常用传播媒介有广播、电视、报纸、杂志、网络等。

根据传播者、受众、教育内容、成本费用等综合评估各种传播媒介的优缺点，结合实际情况选择一种或多种传播媒介，提高传播效果。

5.2.5 选择传播者

选择传播者应遵循以下原则：

（1）专业性：来自专业机构。

（2）权威性：来自权威机构或权威发布平台。

（3）感染力：信息加工及健康科普能力强，受众欢迎。

（4）可及性：方便、就近。

5.2.6 人员、经费和时间安排

1. 明确人员职责

对计划执行人员明确分工，必要时可制定工作任务书，明确其工作内容、工作时间、质量要求，以便检查评价，也有利于各部门间良好协作。

另外，还需对计划执行人员进行短期专业培训，培训重点：①讲解计划执行的目的与意义；②传授开展工作必备的知识和技能；③激发完成工作的热情和责任感。

2. 保证经费充足

应从多渠道争取资金，保证各项工作按计划开展。选择传播方案时应进行成本效益分析，尽可能以较小投入获得较大收益。

3. 时间安排

按工作进程制定年、季、月或日活动时间表。

（1）按时间先后顺序，列出活动内容、地点、起止日期。

（2）审查目标实现的可能性。

（3）根据现有资源审查活动的可行性。

（4）修订计划内容，必要时修改传播策略。

（5）将监测评价活动纳入活动日程。

5.2.7 确定评价方法和指标

1. 过程评价

收集健康传播实施信息，对照实施要求进行比较，以明确传播活动是否按计划实施。

常用评价指标有：项目活动执行率、干预活动暴露率、覆盖率、目标人群满意度等。

2. 效果评价

收集目标人群态度、信念、知识、技能、行为、卫生服务利用、健康

状况改变等信息，比较近期、中期、长期效果与既定目标间的差异。

常用评价指标有：核心信息知晓率、信念持有率、行为改变率、患病率、发病率等。

5.3 确定传播信息

5.3.1 收集健康相关信息

通过查阅文献、访谈相关人员等方式收集信息。文献的种类很多，如专业报告、专业指南、权威机构发布的信息、科普专著等。优先考虑来自权威专业机构和权威行政部门发布的信息。

5.3.2 选择和制作核心信息

1. 选择和确定核心信息的步骤

（1）细分目标人群：根据人群特征、健康需求、健康问题等，将目标人群细分，根据每类人群特点，制定针对性传播信息。

（2）开展需求调查：针对目标人群，开展需求调查，了解目标人群已经掌握了哪些信息，还需要掌握哪些信息，有哪些认识盲区和误区等。

（3）列出信息需求：根据目标人群的基本情况、健康相关问题和需求调查结果列出信息需求。

（4）编写核心信息：根据信息需求，编写核心信息，保证信息的科学性、准确性、适用性和行为指导性。

（5）开展信息测试：完成核心信息初稿后，应开展目标人群信息测试，以确保信息的可理解性、可接受性，修改或去除有歧义、敏感或有争议的内容。

（6）确定核心信息：在测试基础上进一步修改完善，形成定稿。

2. 制作核心信息的基本原则

（1）科学性：内容正确，没有事实、表述和评判上的错误，有可靠的科学证据（遵循循证原则），符合现代医学进展与共识。

（2）针对性：以需求评估为根据，充分考虑并分析目标人群的健康问题和主客观需求后，确定传播的核心信息。

（3）适宜性：结合目标人群的年龄、文化背景、宗教信仰、受教育程度等特征选择、制作核心信息。

（4）指导性：以解决问题为导向，针对不同问题提出相应行为建议，行为建议具体、有效、可行。

（5）通俗性：语言要通俗易懂，简洁明了，把复杂的信息进行分解，转变成简单信息，尽量避免专业术语。

5.4 制作传播材料

5.4.1 设计传播材料

传播材料设计应考虑：目标人群特征、材料种类、使用范围、使用方法、发放渠道、印制数量和制作经费等。

为了提高传播材料的通俗易懂性（easy to read，ETR），需注意以下事项：

（1）专业术语转换：用易懂的普通词语替代专业术语。

（2）避免说教：以平等姿态，摆事实，讲道理。

（3）应用科普技术：使用一些通俗、生动的语言加工技巧。

（4）编排和设计：在排版和图片使用上讲究艺术性，既突出重点，轻松阅读，又增强趣味性，让人印象深刻。

5.4.2 开展预试验

正式制作前，在小范围目标人群中对初稿进行测试，征求意见和建议。

预试验内容：评估传播材料内容的完整性、可读性、实用性、可接受性等。

预试验方法：采用定性研究方法获取目标人群对传播材料的评价，包括专题小组讨论、个人访谈等。

5.4.3 修订传播材料

（1）根据预试验结果，对传播材料进行修改。如果第一次预试验发现的问题较多，修改后可进行第二次预试验，直至大多数人能够正确理解传播信息。

（2）将修改稿交付有关专家或负责人审阅，形成定稿。

5.4.4 生产传播材料

健康传播材料设计定稿后，按照相关规定和程序，选择印制单位或生产单位，完成材料的制作与生产。

5.4.5 发放及使用传播材料

1. 发放

落实发放渠道，提前做好发放登记信息表，按计划发放。配发使用说明，供使用人员学习，保证正确使用，提高使用效果。

2. 使用

追踪材料的使用情况，评价材料传播效果。

（1）面向个体的材料：供个人或家庭使用的材料，如小册子、折页、单页等。

发放时，要向目标对象强调学习和使用材料的重要性，提示重点内容，讲解具体操作方法。

（2）面向群体的材料：用于公共场所张贴、培训或小组讨论、健康科普讲座、咨询义诊时使用或发放等，如海报、挂图、教具、单页、折页、小册子等。

海报应张贴在人流量大又易于驻足的地方，海报的中心高度应与成人平均平视视线高度相齐，注意维护和保管，适时更换。

挂图、教具多用于培训或小组讨论。使用时，宣传材料与目标对象距离适中，文字或图片能清晰观看；边讲解、边演示，有提问或互动；讲解结束前，总结要点，加深印象。

5.5 开展传播活动

5.5.1 制定传播活动计划

传播活动计划包括活动主题、活动背景、目标人群、活动形式、活动目标、活动内容、组织分工、质量控制、时间安排等。

根据健康传播活动的主题、内容、目标人群和传播目标来确定健康传播活动的具体形式。新颖、有创意的策划往往会产生更好的传播效果。

5.5.2 人员、经费和物资准备

（1）组织目标人群：确定到场的人员和数量。可通过村委会（居委会）负责人召集辖区居民，通过村医或社区医生召集慢性病患者等，通过建筑工地、集贸市场、娱乐场所管理人员召集相关从业人员，通过学校、机关、企业等机构管理人员召集学生、工作人员、企业职工等。

（2）确定出席人员：确定健康传播活动的主办单位、协办单位与承办单位，明确出席领导、参与部门及具体人员等。

（3）确定参与媒体：明确是否需要邀请媒体进行二次传播并确定参与媒体的范围。

（4）明确工作人员：根据活动的内容、形式和规模确定参与活动的专家、组织实施的工作人员（包括摄影摄像人员）、志愿者等。

（5）物资准备：落实必备物品，布置现场，如主题背景板（电子屏、

横幅）、灯光、音响设备、咨询台、座位等。营造现场氛围，准备展板、健康传播材料、医疗测试设备、演示模型/教具、健康教育实物等。

（6）确定时间地点：根据活动规模和活动形式选择适宜的场地，同时考虑交通、停车、食宿等因素。活动时间应以目标人群便于参加为原则。

（7）经费预算：根据活动形式、规模等进行经费预算，保障活动顺利开展。

5.5.3 实施健康传播活动

1. 任务分工

对现场统筹、现场接待、会场管理、灯光操作、音响操作、视频操作、后勤保障、餐饮管理等任务进行具体分工。工作组成员留下联系方式，便于统筹协调、互相支持。

2. 发布活动通知

至少在活动前1周向目标人群发布活动信息，最好在活动前1~2天再次提示。通知内容：活动时间、地点、主题、内容、目标人群、参与活动的专家及活动发起单位等。

发布途径包括：

（1）通过电视、广播、报纸、网络以及微信公众号等大众传播媒介发布。

（2）通过海报、健康教育宣传栏、社区信息宣传栏等进行宣传。

（3）通过健康教育工作网络发布。

（4）结合门诊、上门访视等服务通知具体目标人群或根据健康档案信息电话通知。

3. 场地布置

提前布置场地，调试设备。如果在户外活动，要考虑搭建舞台，设置咨询台，摆放展板等。

4. 进行预演

重大活动需提前预演，发现不足并改进，确保正式活动时实施顺利。

5. 活动实施

按照计划开展传播活动，增强应变能力，及时处置突发状况，确保活动按原计划顺利进行。

6. 活动结束

清理场地，收集整理相关资料，做好活动记录和归档工作。利用自身传播资源，加大对活动的宣传报道。

7. 评价与总结

从开始设计到活动结束，对活动的各个环节进行评估，总结经验，反思问题，不断提升开展健康传播活动的能力和水平。

5.6 评价传播效果

5.6.1 确定评价指标

根据评价目的、种类和内容以及传播方式来确定评价指标。评价指标体系包括形成评价、过程评价、效果评价。指标要有敏感性、特异性和可获得性。

评估内容包括：参与单位个数、参与人数、传播材料发放数量、信息可接受性、活动宣传报道情况、活动知晓率、成本－效益等。

例如举办了一次传播活动，评价时可以观察群众的关注度和参与度；可通过现场访谈或现场问卷了解群众对本次活动内容、形式是否感兴趣，对活动组织是否满意，对传播的知识是否有印象；活动结束后媒体和网络报道的数量、内容、阅读量、转载量等可作为活动影响力的评价指标等。

5.6.2 确定评价方法

根据传播目的、传播方式等确定评价方法，通过定性或定量的方法来收集相关数据。具体的评价方法详见“能力领域 6　评估与应用能力”。

5.6.3　开展效果评价

制定健康传播效果评价方案，包括评价背景、目的、对象、指标、方法、时间安排、组织分工和质量控制等内容。评价须在相关理论的指导下开展，客观反映活动的直接效果和社会影响。

5.6.4　撰写评价报告

根据评价目的、评价指标，对定性和定量数据进行分析并撰写报告。项目类型不同，评价报告所要求的内容和格式也不完全一致。报告的内容及具体要求详见“能力领域 6　评估与应用能力”。

5.7　人际沟通技巧

5.7.1　说话技巧

使用对方能理解的语言和可接受的方式，向目标对象传播健康信息。具体包括：

（1）内容明确，重点突出：一次谈话紧紧围绕一个主题，避免内容涉及过广。

（2）语调平稳，语速适中：口气和蔼亲切，讲话速度适中，发音吐字清晰，让对方能够听清楚。

（3）适当重复重要的概念：交谈中重要的内容可以重复两三次，以加强理解和记忆。

（4）把握讲解的深度：根据对方的身份、文化水平以及对健康问题的了解等进行有针对性的讲解，尽量使讲解内容与目标人群的可接受程度相匹配，用群众语言讲解专业术语。

（5）注意观察，及时获得反馈：交谈过程中应注意观察对方不自觉流露的表情、动作等，体察其内在情感变化，有助于谈话的深入。

（6）适当停顿：与对方交谈时说话要有停顿，避免长时间一个人说话，要给对方以提问和思考的机会。

5.7.2 倾听技巧

倾听是通过认真聆听，洞察说话人的真正含义和情感。倾听技巧包括：

（1）主动参与，积极反馈：在听的过程中，要采取稳重的姿势，目视对方，不断用点头、发出“嗯”等声音或重复对方的关键词语等方法，表明对对方的关注和理解。

（2）集中精力，克服干扰：保持注意力集中，对外界的干扰，要听而不闻。即便偶尔被打断，也要尽快把注意力集中回来。对于分心、联想、急于表态等主观上的心理因素要有意识地加以克服和排除。

（3）认真倾听，适当引导：尽可能地多听，不轻易做出判断，不急于表达自己的观点和回答问题。在听的过程中，不轻易打断对方的讲话。要不断进行分析，抓住问题要点。但是如果对方离题过远或不善于表达，可给予适当引导。

5.7.3 提问技巧

提问是交流中获取信息，加深了解的重要手段。有技巧的提问，可以鼓励对方表达自己的想法，从而获得所期望的信息。提问方式有5类：

（1）封闭式提问：把应回答的问题限制在有限的答案中，要求对方作出简短而准确的答复，目的是要证实某种情况。如“是”或“不是”，“好”或“不好”，“有”或“没有”以及名称、数量等，适用于收集简单的事实型资料。

（2）开放式提问：引导对方说出自己的真实情感、认识、态度和想法，有助于真实的了解情况，获得更准确、更全面、更深层次的信息。

（3）探索式提问：深入了解对方对某一问题存在某种认识、观点、行为的原因，多用于寻找问题的根源。

（4）诱导式提问：在所提问题中含有暗示如何回答的内容，给对方以暗示和诱导，目的是证实自己的想法或猜测。

（5）复合式提问：指一句问话中包括了两个或两个以上的问题。如“你认为这个方案还存在哪些不足？需要如何修改？”“你认为导致这个问题的原因是什么？如何解决？”，多用于了解对方对某一问题的态度、看法，并对问题的产生原因、解决方法等进一步征询意见或建议。

5.7.4　反馈技巧

在人际沟通中对对方传递的信息给予及时、恰当地反馈，可使谈话进一步深入，也可使对方得到激励和指导。常用的反馈方法有：

（1）肯定性反馈：对对方的正确言行表示赞同和支持。交谈时适时插入一些话，如“是的”“对的”“很好”等，会使对方感到愉快、受到鼓舞而易于接受。在技能训练、健康咨询和行为干预时，运用肯定性反馈尤为重要。除了语言之外，也可用点头、微笑等非语言形式予以肯定。

（2）否定性反馈：对不正确的言行或存在的问题提出否定性意见。否定性反馈应采用一定的技巧，比如首先肯定对方正确或好的一方面，力求心理上的接近；再用建议的方式指出问题所在，如“你这样说有一定的道理，但是……”，而不要一棍子打死。在作出否定性反馈时要态度和缓、口气婉转，使对方保持心理上的平衡，从而易于接受批评意见和建议，敢于正视自己存在的问题。

（3）模糊性反馈：没有明确态度和立场的反应，如“是吗？”等语言，适用于暂时回避对方某些敏感问题或难以回答的问题。

5.7.5　非语言技巧

非语言技巧是指以动作、姿态等非语言形式传递信息的过程，可融合在说话、倾听、反馈、提问等技巧之中。

（1）动态体语：如用手势来强调讲述内容的重要性，以点头等来表示对对方的理解和同情等。

（2）静态体语：个人的仪态如服饰、体态、姿势等，与行为举止一样，能够显示人的身份、气质、态度及文化修养，信息丰富。在与公众接触时，衣着整洁大方，举止稳重，使人产生信任，易于接近。

（3）时空语：安静整洁的环境，适宜的交流距离等，给人以安全和轻松感，有利于增进交流。

（4）类语言：指说话时的语音、语调、节奏以及鼻音、喉音等辅助性发音。在交谈中适当适度地改变声调、音量和节奏，可有效引起注意，调节气氛。

5.8 风险沟通

5.8.1 风险沟通的概念

卫生应急风险沟通是指突发公共事件中针对人们普遍存在着对潜在的不确定的有关健康风险的问题上，以传达相关信息为主要目标，以科学为基础进行有效的沟通。

风险沟通是一项重要卫生干预措施，是任何突发事件应对工作不可或缺的组成部分。突发公共卫生事件期间，公众需要了解自己面临哪些健康风险以及可以采取哪些行动保护自己的生命和健康。通过公众可以理解、信任的方式和渠道，及早向公众提供准确信息，帮助他们做出正确的选择，最大程度降低事件对其自身及家人的影响。

风险沟通的目的是争取各方的支持与合作，减少和规避风险，控制或消除突发公共卫生事件危害，平息不良社会影响，引导社会舆论。开展风险沟通要遵循以下原则：

（1）提早准备：提前制定风险沟通方案和预案，明确政府、公众、医务人员、媒体等不同沟通对象的需求，并进行相关的培训和演练。

（2）及时主动：事件发生后快速反应，了解公众关注点，提出处置对策和沟通要点，掌握舆论主动权。

（3）信息真实：以准确为前提，避免发布不实消息，否则会给整个卫生应急处置带来不利影响。

（4）口径一致：无论是事件处理者还是新闻发布者，无论是行政领导还是相关人员，对外宣传口径必须保持统一。

（5）建立信任：采取真诚坦率和公开透明的态度，围绕事实，明确观点和态度，不回避问题。

（6）维护信誉：努力减少给政府或机构信誉带来的损失，争取公众的理解和信任。

5.8.2 开展风险评估

评估某一突发公共卫生事件影响的可能性大小，包括事前风险评估、事中风险评估和事后风险评估。

1. 主要任务

通过风险评估解决五个主要问题：

（1）可能会发生什么样的突发公共卫生事件？为什么会发生？

（2）事件发生的后果有哪些？对人群的健康影响有多大？

（3）这些后果是否可控？

（4）是否存在可以减轻事件后果或降低事件发生的措施？

（5）目前的风险等级如何？是否需要进一步应对？应对措施有哪些？

2. 风险评估类型

（1）事前风险评估：在日常风险评估基础上，评估发生重大突发公共卫生事件的可能性。

（2）事中风险评估：定期采用专家会商法，对突发公共卫生事件进行情报筛检，对正在发生的事件做阶段性趋势评估，内容包括事件导致的健康风险评估、公众关注点评估、舆情评估等。

（3）事后风险评估：事件基本平息后，对整个风险沟通过程、沟通效果进行评估，总结经验，查找不足。同时，明确待解决的问题，评估事件再次发生的可能性。

3. 风险评估流程

包括计划准备、评估实施、报告撰写三阶段。

（1）计划准备阶段：确定评估议题，选择评估方法，确定评估专家，准备相关资料，如议题列表、德尔菲法专家问卷、专家指标赋值表、过程记录表单等。

（2）评估实施阶段

风险识别：根据风险议题，找出目前主要公共卫生风险和潜在突发公共卫生事件。

风险分析：定性或定量分析已识别的突发公共卫生事件，估算发生的可能性、频率、严重程度等，甄别出最需关注的风险。

风险评价：在上述风险识别和风险分析的基础上，与风险准则进行比较，综合判定风险程度。根据风险等级，采取应对措施并提出风险管理建议。

（3）报告撰写阶段：一般包括背景、事件描述、评估方法、风险分析、风险等级、风险管理建议、附录等内容。

5.8.3 明确风险沟通的对象和目的

1. 系统内沟通

保持医疗卫生机构系统内信息畅通，统一思想、协调分工、共同行动，在突发事件处置中占据主动。

2. 政府和部门沟通

确保各部门客观、全面掌握风险信息，确保政府决策的正确性和科学性，确保各部门有效联动、综合处置。

3. 媒体沟通

通过媒体传递政府声音，回应社会关注，引导社会舆情。

4. 公众沟通

告知公众突发事件带来的潜在风险及应采取的行动，帮助人们克服心理上的恐惧和不安，鼓励社会公众参与风险应对，营造积极的社会氛围。

根据突发公共卫生事件波及范围，将风险沟通的对象分为三类：

（1）处于突发公共卫生事件范围内、直接受影响的人群，如事件受害者、现场目击者等。

（2）处于事件范围相邻区域的人群。

（3）关心事件发生发展的一般公众。

5.8.4　确定风险沟通内容

（1）建立信息收集机制：及时捕获突发事件的各种信息，确保时效性、真实性与完整性。

（2）确定核心信息：针对目标人群开展需求调查，常用舆情监测、社区调查等方法了解其信息需求、情感需求、信任需求。根据事件性质、目标人群特点和需求确定风险沟通的内容。

（3）信息审核：向公众传播的信息需要由卫生行政部门指定专业机构或部门进行审核，确保信息的科学性、准确性和一致性。

5.8.5　制定风险沟通方案

制定风险沟通预案或工作方案需要把握以下原则：①协调原则；②重点人群原则；③差异化原则；④针对性原则。

方案内容主要包括：背景、目的、依据、工作原则、适应范围、工作机制、职能职责、工作队伍、联络员名单、信息处理与发布流程、沟通渠道、阶段计划等。

一个有效的风险沟通方案应包含以下要素：

（1）方案经过有关部门批准，以正式文件下发。

（2）明确职责和分工。系统内通常包括卫生应急办、疾控中心、健康教育中心（所）、新闻中心（办）、相关医疗机构、专家组和现场处置队伍。

（3）建立工作人员通讯录，确保24小时信息畅通。

（4）明确信息的核查和报批程序。

（5）由授权部门向媒体和公众发布信息（如新闻办）。新闻通稿要经职能部门核稿和分管领导审批。

（6）设立突发公共卫生事件的新闻发言人。

（7）建立当地和驻地媒体及记者通讯录并及时更新。

（8）建立与有关部门应急风险沟通联动机制。

（9）通过政府应急指挥部门争取必要的应急保障资源（人、财、物）。

（10）确定应急信息发布方式和渠道。

（11）建立信息反馈机制。

（12）制定规范化培训方案，对健康教育专业人员进行突发公共卫生事件应急处置、风险沟通理论和技能等培训，在此基础上结合案例开展现场和桌面演练，做好应急储备。

5.8.6 实施风险沟通

1. 系统内沟通

沟通内容：事件基本情况、应急医疗卫生资源和救援能力、应对措施、各部门（单位）职责分工、专家信息、应急处置人员信息和相关医疗卫生行业信息等。

沟通方式：分为正式沟通和非正式沟通。正式沟通是指以公函、文件、会议、工作简报、风险评估等形式进行的风险沟通。非正式沟通是借助于非正式渠道与上下级部门（单位）进行的风险沟通。

2. 政府和部门沟通

沟通的内容：政府及相关部门提出的问题和关注点，卫生部门需要政府及相关部门支持配合的内容。

沟通方式：与同级人民政府一般采用公函等正式沟通的形式；日常和应急情况下主要通过工作例会、联席会议、座谈会、专家咨询会、通气会等会议方式进行风险沟通。

3. 媒体沟通

媒体沟通方式有两大类：一类是主动进行新闻发布，另一类是被动接受媒体记者采访。

4. 公众沟通

沟通内容：个人安危、家庭安危、财产损失、事件描述、正常生活是否受到影响、事态进展、采取措施及成效等。

沟通方式：大众传播和人际传播。

5.8.7 效果评价

风险沟通的效果评价应遵循以下原则：独立性、可信性、实用性、透明性、合作性和反馈性。

风险沟通评价内容主要有：适宜度评价、足够度评价、认同度评价、行为改变度评价、进度评价、效率评价、效果评价、效益评价。风险沟通的效果检验不是一次性工作，每次信息发布后，均应进行短期效果评价；风险缓解之后，应开展更广泛、更全面、更深入的评价。

（吴青青　徐水洋　李浴峰　季莉莉　李英华　姚丁铭）

能力领域 6 评估与应用能力

通过评估，明确健康教育干预措施和方法的有效性及范围，科学论证健康教育工作成效，为其他健康教育工作的开展及相关政策出台提供科学依据；通过评估结果的推广应用，让更多机构和个人受益，进一步扩大健康教育的社会影响力。健康教育的评估与应用能力包括制定评估计划、选择评估指标、选择数据收集工具、收集和管理数据、分析数据、解释结果和应用结果等。

6.1 制定评估计划

6.1.1 确定评估目的

健康教育项目中，不同阶段开展评估的目的不同。

（1）形成评价：是健康教育计划实施之前开展的评价，是针对健康教育计划本身开展的评价，目的是保证计划的科学性和可行性。

（2）过程评价：是针对项目执行情况开展的评价，目的是评估项目是否按计划执行以及项目执行质量。

（3）效果评价：是针对目标人群健康相关行为及其影响因素变化的评价，又可分为近期效果评价、中期效果评价和远期效果评价。近期效果评价主要是对行为及影响因素变化的评估；中期效果评价主要是对健康效应及相关政策、环境改变等的评估；远期效果评价主要是对项目实施后目标人群健康状况以及生活质量变化的评估。

（4）总结评价：是对整个项目的开展情况及成效进行全面、系统总结，全面反映健康教育与健康促进项目的成效与不足，为今后项目改进提供依据。

6.1.2 确定评估指标

在评估工作中，往往需要构建一个指标体系，多层次全方面评估项目的实施与成效。评估类型不同，评估指标也有所不同。

（1）形成评价常用指标：项目目标设立的合理性和可完成性、干预活动的可接受性、目标人群的参与性、评估指标的可获得性和可测量性等。

（2）过程评价常用指标：项目活动执行率、干预活动覆盖率、目标人群参与率等。

（3）近期效果评价常用指标：知识知晓率、信念持有率、技能掌握率等。

（4）中期效果评价常用指标：行为流行率（如吸烟率）、健康效应（如体重控制率）等。

（5）远期效果评价常用指标：健康状况相关指标、生活质量相关指标等。

在制定评估指标时，应确保评估指标具有灵敏性、特异性和可行性。

6.1.3 确定理论依据

确定评估的理论框架。评估应覆盖项目始终，应将每个阶段开展的工作、拟实现的目标与评估指标相对应。

健康教育项目评价类型及内容

项目进展	制定计划 →	开展活动 →	项目产出 →	近期效果 →	中期效果 →	远期效果
评价分类	形成评价	过程评价		效果评价		
评价内容	计划的科学性和可行性	活动执行率	开发的材料、开展的活动、开发的产品和服务	项目参与者在态度、知识、行为、技能方面发生的变化	健康效应、政策、环境改变等	发病率、死亡率的变化

6.1.4 确定评估工作流程

1. 确定利益相关方

各利益相关方共同参与项目评估计划的讨论，获得利益相关方的领导支持、经费支持和技术支持等。

2. 制定评估计划

包括评估目的、目标人群、评估指标、评估方法、数据收集与分析、评估结果的应用等。

3. 调查人员招募和培训

确定参与评估的调查人员、体检人员或实验室检测人员并进行统一培训，明确数据收集的方法、步骤和技术要求。

4. 开展资料收集

包括向目标人群进行情况说明、签署知情同意书、现场收集数据等。

5. 整理和分析资料

包括制定数据清洗标准、数据分析标准、开展数据分析等。

6. 撰写评估报告

撰写评估报告、提出工作建议和政策建议。

7. 结果反馈与应用

选择适当的发布渠道和形式，向各利益相关方和公众反馈评估结果；利用各种机会和形式宣传评估结果，进一步扩大评估结果的社会影响力。

6.1.5 确定评估所需资源和可利用资源

评估工作的可行性取决于各种资源的可获得性，评估工作的广度和深度取决于可利用资源的多少。这些资源包括执行项目的人力资源，开展评估所需的场地、设备、工具等硬件资源，提供资金的财政资源，以及技术资源（如行业专家的参与、咨询等）。

6.1.6　确定数据收集方法

评估常用的数据收集方法有定量和定性两种，通常情况下会综合使用两种方法。

定量方法侧重于使用量化的数据描述、解释或预测现象，常用的定量方法包括问卷调查、健康指标测量等。

定性方法侧重解释或说明现象发生的原因，常用的定性方法包括查阅工作记录、文件资料、观察法、个别访谈、小组讨论等。

6.1.7　制定数据分析方案

根据评估问题、评估目的、评估指标、评估方法等明确所需的数据类型和计算方法；制定数据质量标准，进行数据库的清理；明确判断标准，确定数据分析框架和方法（包括权重计算、评估指标计算等）。

6.1.8　遵守伦理原则和相关法律法规

涉及个人基本情况信息、生理生化检测结果、健康状况等信息收集时，须通过伦理委员会审核后才能进行。上述信息的保存和使用必须遵守相关的法律法规，严格保护调查对象的隐私权、知情同意等权益。

6.2　确定数据收集工具

根据评估目的、规模和要求，选择数据收集工具。定量方法常用的工具是调查问卷、量表、测量设备等。定性调查常用的工具包括访谈提纲、观察记录表格等。

6.2.1　选择或开发数据收集工具

充分利用已有的数据收集工具，如标准化调查问卷和量表，标准化的检测方法和工具等。如现有数据收集工具不能满足工作需要，需开发新的调查问卷或量表来收集原始数据。

6.2.2 确定数据收集的条目

1. 定性方法条目要求

定性方法的条目是开放式问题，要求设置的问题要客观，不能具有明显的引导性；问题要具体，不能似是而非；问题不宜过多，避免受访者不知从何谈起；问题要有针对性，紧紧围绕研究问题、研究目的设置，不要无限扩大。

如果是观察法，应将观察的具体内容列出，包括观察的时间、地点，观察记录内容及要求等。

2. 定量方法条目要求

定量方法收集数据信息，常常采用调查问卷或量表，需要注意以下问题：

（1）调查问卷或量表要配有详细的使用说明。

（2）调查问卷的开头，可以是一个简短的知情同意书，向调查对象说明调查目的、意义、信息用途及保密措施等，在调查对象知情同意、签名确认的基础上开展调查。知情同意书也可单独签署，不与问卷合在一起。

（3）每一个条目都独立表达特定、有效信息。

（4）按一定逻辑顺序呈现条目信息，主要评估问题放在前面，人口学问题放在后面。

（5）使用简单易懂的语言，避免使用技术专有名词、术语和缩略词。

（6）在设计评估问题时，要考虑调查对象的感受。

（7）在问卷或量表的最后感谢调查对象。

（8）尽可能缩短调查过程。

6.2.3 进行预调查

在进行大规模人群调查之前，应进行预调查。预调查能够测试问卷或量表的灵敏性、特异性和可行性，还可了解一次完整的调查所需的人力、时间和费用，从而预估完成全部调查所需的人力、时间和费用。

预调查的对象应该是目标人群或与目标人群具有相同或相似人口学特征的人群。预调查在小范围内进行，其结果可为优化评估方案提供参考。

6.2.4 确定数据收集工具的信度和效度

使用已有的数据收集工具时，如未进行任何修改，直接采用原工具的信度和效度资料即可。使用修改过的或者新的收集工具须根据预调查结果，重新检测信度和效度。效度评价方法有内容效度、标准效度和结构效度等；信度评价方法有内部一致性、重测信度、折半信度等。

6.3 收集和管理数据

6.3.1 对数据收集者开展培训

对调查人员进行培训，最大程度控制由调查人员造成的偏倚。向调查人员讲解如何使用调查问卷或量表，如何通过个人访谈、小组讨论等收集数据。以下工作有助于减少调查员偏倚：

（1）在培训时，让调查员练习使用调查问卷或量表，并提供具体指导。

（2）向调查员提供一份已完成的调查问卷或访谈记录做示例。

（3）为调查员提供明确的指导语和 / 或讲稿（用于电话调查或访谈）。

（4）让调查员使用“标准”数据集或示例练习，以确保每个人都掌握相同的答案，保证一致性。

（5）让调查员和小组访谈员通过“角色扮演”加强练习。

（6）向调查员提供被调查者的反馈以进一步改进方法。

6.3.2 根据评估计划收集数据

在数据收集过程中，严格按照评估计划选择调查对象，不得随意替换，以保证数据的代表性。有读写能力的调查对象，采用自填式方法独立完成调查问卷；读写能力不足的调查对象，由调查员通过询问方式完成调查问卷，调查员不得代答或进行诱导式解释。确保数据的客观、真实、有效。

6.3.3 监测和管理数据收集过程

数据收集之前，应向调查人员说明调查对象或受访者的代表性、可接受的应答率并配备应向调查对象或受访者提供的所有文件或信息。

数据收集的现场阶段，应及时为调查人员提供技术支持，进行现场质控，跟进调查进度，以便及时发现问题。同时应优先使用电子技术收集、监测、管理数据并进行质控，以减少人为失误和提高质控管理效率。

6.3.4 遵守伦理原则和相关法律法规

开展评估时，需要遵守伦理原则和相关的法律法规。在国际合作项目中，应同时遵守国际上的相关规定。具体包括：①仅收集与本次调查有关的数据；②数据只用于研究，不能用于商业用途；③保护被调查者的隐私和知情权益，未经本人同意，不得使用被调查者的真实姓名或图像；④收集的生物样本（如血样）需由专门符合国家标准的实验室保存。如果是国际合作项目，必须按国家相关规定履行手续。

6.4 分析评估数据

6.4.1 数据预处理

数据预处理包括三项主要工作：①进行数据库清理；②进行数据的编码、赋值；③检验数据分布是否符合预先拟定的数据分析、特别是参数检验条件。

在数据库清理中，首先要评估数据录入的准确性。可以通过统计软件程序审查数据是否符合逻辑，是否存在异常值，是否存在缺失值以及缺失数据的多少。确定数据剔除标准，按标准剔除不符合要求的样本。

对于问卷调查，通常需对数据进行编码和赋值。需要编制编码与赋值指南，逐一说明每个条目的编码和赋值情况，便于后续进行数据分析时，团队成员对于条目的编码、赋值保持一致。

大多数参数检验对自变量与因变量之间的关系、变量分布、方差齐性、变量间共线性有一定的要求。因此，需要在数据预处理阶段进行相关分析判断，以确定现有数据是否符合预先确定的统计要求。如果达不到要求，则需要根据数据的具体特点，选择适宜的统计分析方法。

6.4.2 定性分析

健康教育中常用的定性研究方法包括专题小组讨论、个人访谈、参与式观察、文献研究等。使用定性方法分析数据有助于深入理解所关注的问题。

定性分析的样本量通常较小，包括以下几个步骤：

（1）简化数据：通过对数据的选择、聚焦和转换，确定“哪些数据能够最好地回答评估问题”。

（2）展示数据：通过图表、矩阵或文本等形式，展示定性调查的结果。具体做法是首先对文本（或图像、视频等）中包含相同信息或彼此关联的段落进行编码或标记、归类并对所选段落中的相同点进行进一步解释，最终形成不同形式的展示。

（3）得出结论及验证：重新审查数据以验证、核实或确认所确定的主题和展示方式。

6.4.3 定量分析

在健康教育中，常见的定量分析方法包括描述性统计分析和推断性统计分析，根据评估目的选择合适的统计方法和统计指标。

1. **描述性统计方法**

使用描述性统计方法分析数据，目的是阐述研究对象的特征、健康问题在特定人群中的分布等，通常用绝对数、构成比、率、百分位数、均数等表示。

2. **推断性统计方法**

推断性统计方法用于解释现象，在健康教育中一般用于解释观察指标受哪些因素的影响、健康教育干预效果等。常用方法有：

（1）*t* 检验与方差分析：*t* 检验用于比较两个样本均数是否存在差异，如比较某一人群干预前后健康知识得分的变化、体重的变化；方差分析用于两组以上样本均数的差异比较，如不同文化程度（大学及以上、高中、初中级以下）居民的健康知识得分是否存在差异等。

（2）卡方检验：用于比较两个或两个以上样本构成是否存在差异，如干预前后人群的吸烟率是否发生改变，超重肥胖比例是否发生改变等。

（3）回归分析：多元线性回归用于因变量为连续变量时，分析因变量的影响因素，如人群体重变化的影响因素；*Logistic* 回归用于因变量为分类变量时，分析因变量的影响因素，如人群吸烟率的影响因素。

行为的影响因素是多层面、多因素的，因此，多元回归分析更能科学的解释健康教育综合干预的效果。

分析结果可以通过数字、表格、条图、饼图、线图或地图等形式进行展示。

6.5 解释评估结果

6.5.1 陈述评估结果

陈述评估结果包括项目取得的主要成效、项目各目标实现的程度、重要发现及重要意义等。

解读结果时应充分考虑各利益相关方的关注，说明项目为各利益相关方带来的好处或收益。

6.5.2 比较评估结果

解读结果时，需要进行比较。横向比较就是将本项目的研究结果与其他类似的项目或研究结果进行对比，纵向比较就是干预前后或干预实施的不同阶段，自身前后纵向结果的比较。

6.5.3 解释评估结果

清晰表达评估结果时，要从以下五个方面进行解释，包括：

（1）设计：指如何提出问题与目标，并对整个项目过程进行阐述。

（2）准备：指为了实现项目目标所采取的技术路线和步骤。

（3）反馈：指各方之间的信息沟通与交流。

（4）技术支持：指在评估过程中及收到评估结果后，为具体实施项目的基层单位或者合作伙伴提供所需要的技术支持。

（5）传播：指将评估取得的成果、经验和教训及时、公正、一致地传达给各利益相关方。

6.5.4 说明评估结果的局限性

任何项目或研究，都会因抽样、设计、实施或分析中的不完美而出现偏倚。需要分析干预活动以外可能对结果造成影响的因素，如抽样误差、测量误差、选择偏倚等，并评估这些因素对结果准确性的影响。

6.5.5 基于评估结果得出评估结论

结论应有研究结果的支撑，下结论时要客观，避免无根据的推断。要清晰界定项目成效的边界，即在哪些地区、哪类人群、哪个时间段，取得了什么样的效果；特别是当项目或研究没有采用随机抽样，选取的地区和人群不具有代表性时，更加需要明确结果的范围，并在项目或研究的具体限定范围内解释和分析结果。

6.5.6 根据评估结果提出建议

在充分讨论和理解评估结果的基础上形成建议，包括：该项目是否应该持续开展，是否应在更大范围内推广使用，哪些干预措施需要进一步改进，未来需要在哪些政策、环境方面进行支持和改变等。

6.5.7 评估建议被采纳的可行性

评估建议主要提供给各利益相关方。

使用随机对照试验、队列研究、病例对照、比较研究等评估设计，其结果更客观、可靠，可以增加评估者和利益相关者对评估效度的信心，结论和建议可以外推。

健康教育干预项目的设计要基于行为改变的理论和方法，这些理论方法被大量研究证实是有效的、可推广的。此外，干预策略、干预方法、评估方法及评估工具的信度和效度等都会影响评估结果和建议被采纳的可能性。

6.6 应用评估结果

6.6.1 将评估结果传达给各利益相关方

向各利益相关方提供项目报告或研究成果，进一步推广和应用评估结果。推介目的不同，报告内容侧重点也不同。

向上级行政决策部门汇报评估结果，内容要简洁，重点要突出，侧重点是项目目的、成效及建议，也可采用项目简报的形式。

向项目合作方传达评估结果时，侧重点是该机构或组织对项目的贡献，以及项目成果给该机构或组织带来的直接效益和社会效益。

通过新闻媒体传达评估结果时，侧重点是项目取得的成果、意义以及可能给受众带来的改变。

6.6.2 利用评估结果改进和完善项目

项目评估结果及建议是进一步改进和完善项目的重要依据。在推广项目经验的同时，也要分析项目的不足并提出改进意见。

6.6.3 采用多种途径分享评估结果

可通过多种途径宣传项目成效，常见方法包括：

（1）召开项目成果研讨会。

（2）在学术期刊发表研究报告、学术论文。

（3）在地方、省、国家和国际等各层面的会议进行交流和展示。

（4）在本组织机构官方网站发布。

（5）召开专题新闻发布会。

（李英华　常 春　仲学锋　李小宁）

能力领域7 项目管理能力

项目管理指运用管理学的相关知识、技能与方法，对项目涉及的全部工作进行有效管理，以期按计划实现项目目标。项目管理能力包括财务资源管理能力、技术资源管理能力、人力资源管理能力，以及团队领导力等。

7.1 财务资源管理

财务资源管理主要包括：评估经费需求、确定经费来源、编制经费预算、撰写经费申请书、按预算执行经费、撰写决算报告等。不同的健康教育与健康促进项目可能会有所差别，应按照经费提供方和项目实施方的具体财务制度进行管理。

7.1.1 评估经费需求

经费需求评估应包括：

1. 项目的任务。
2. 完成项目任务所需的经费预算。
3. 现有的资金情况。
4. 还需要募集的资金数量。
5. 潜在的资助机构或个人。

（1）可能从潜在机构或个人募集资金的数量。

（2）向机构或个人募集资金的实施办法。

7.1.2 确定经费来源

经费的来源形式多样，可通过申请政府资助、第三方支持、成本分摊、组织赞助和捐款等形式获得。潜在的外部资源包括基金会、政府机构、公司、企业和社团组织等。

7.1.3 编制经费预算

预算是项目经费的具体分配方案，是经费使用的具体计划。制定预算时要遵循科学合理、厉行节约、留有余地的原则，严格遵守相关财务规定和法律法规。完整的项目预算一般包括五个部分：

1. 统计预算

包括实施方案中已确定的、能被准确预测的各项活动费用，例如：干预人群的设备配备情况等。

2. 费用预算

包括开展项目工作所需的总费用，例如：传播材料设计制作费、场地租赁费、专家劳务费、交通差旅费等。

3. 收入预算

通过各种渠道和来源获得的收入，例如：不同来源的经费及额度等。

4. 现金预算

该项目的预期现金收入和支付费用的汇总。

5. 资本预算

包括以较大金额购买或升级固定资产的计划，例如：改善办公用房、购买摄像机等。

7.1.4 撰写经费申请书

预算计划书应包括以下内容：

1. 费用预算

按照类别撰写，写明测算依据及总金额。

2. 经费使用

根据具体工作任务，逐项说明完成任务所需的人员条件与数量、物资的种类与数量，明确说明资金将用于完成项目的哪些活动或任务。

3. 其他收入

对不同来源的资金进行说明，明确各自用途。

7.1.5 按预算执行经费

项目预算执行应与项目预算计划相吻合。监控预算执行情况主要是持续跟踪预算差异，即预算和实际执行之间的差异。一旦发生较大差异，应及时核查项目执行过程，根据实际情况调整后期预算，以保障项目的顺利进行。

7.1.6 撰写决算报告

项目经费决算包括从项目计划到项目结束全过程的全部实际使用费用，通常由项目财务决算报告、项目财务决算报表和项目执行报告三个部分构成。

决算报告一般包括以下几部分：项目基本情况、项目执行单位介绍、项目经费决算审核情况、对项目决算报表核心内容的简要说明。

7.2 技术资源管理

7.2.1 评估技术需求

主要考虑两方面的需求：组织管理层面的需求；具体执行层面的需求。

1. 组织管理层面的需求

（1）基础设备设施：基础设备包括电脑硬件及软件、打印机、传真机、移动设备、网站、数据库以及备份系统等。

（2）人力资源方面：项目所需管理人员的资质和数量、与任务相匹配的能力培训费用、须支付的人员劳务费用等。

2. 具体执行层面的需求

（1）项目执行和评估过程中的技术需求：如项目执行人员的专业领域、专业能力要求，新技术、新方法的使用能力要求等。

（2）提高团队协作能力的技术需求：沟通协调能力、团队合作能力等。

（3）受众基本状况和接受能力评估的技术需求：受众的文化程度、参与干预活动的兴趣、干预方法的接受情况等。

7.2.2 评估新兴技术的适用性

紧跟时代和社会发展，有选择性地将新技术和新方法纳入项目。评估新技术的适用条件、适用范围、优势和劣势；评估新技术的安全性、稳定性和有效性；评估新技术在所开展项目中的适用性；评估新技术对人员、设备的要求等。

7.2.3 遵守伦理原则和相关法律法规

1. 有利

干预方法、技术能够让参与者获益。

2. 透明

干预过程及干预方法应对参与者进行说明，征得其知情同意。

3. 平等

关注干预方法、技术在不同人群中的使用情况及使用效果，避免带来健康不平等。

4. 保密

使用数据安全协议来保护参与者的个人隐私。

5. 保护特殊群体的权益

如未成年人、孕妇、残疾人等。

7.3 人力资源管理

7.3.1 评估项目所需工作人员的数量和能力

充足的人力资源表现在：数量足够，能力足够。

在实施项目之前，应全盘考虑、制定完成该项目必须的人员或岗位清单。例如，负责项目具体执行的专业技术岗，负责项目经费管理、审核、报销的财务岗，负责项目正常运转的后勤岗等。依照不同岗位，确定每个岗位所需的人员数量，以及该岗位人员所需的能力，如专业背景、工作年限、是否具备从业资格等。

在此基础上，对现有人员状况进行分析，确定现有人员的知识和能力是否可以承担相应岗位职责，是否需要接受一定的培训，是否需要重新雇用人员或招募志愿者，所有岗位的人员要求专职还是兼职等。

一个项目中各个岗位的人员既相对独立又相互关联，要求整个项目团队必须紧密合作、密切沟通，确保项目顺利开展。

7.3.2 制定、实施工作人员专业能力提升计划

提升项目成员的专业能力，包括所需的知识、技能、态度和行为等，是保障项目顺利实施、获得预期效果的重要保障。评估项目成员的能力状况，明确不同岗位对人员的能力要求，并帮助其改进或提升。主要形式包括：岗位培训、讲座、研讨会、案例分析等。

7.3.3 评估工作人员绩效

通过绩效评估，识别和激励优秀成员，提供双向反馈机制；了解项目成员的培训和教育需求，对人员选择和工作分配的决策进行评价。绩效评估的方法主要包括：目标绩效考核法、关键事件法、排序法、平行比较法等。

项目管理者应针对项目中每个岗位的职责，为项目成员制定绩效目标。按照绩效目标，定期评价工作完成情况，并予适当奖罚。

7.4 获得认可和支持

7.4.1 说明项目目标与利益相关方使命的一致性

开展项目工作应具备整体观念，学会资源整合、统筹兼顾。充分了解各利益相关方的理念、使命、能力、资源、既往经验等，解释项目理念、目标与合作方的契合性和一致性，是达成合作关系的关键点，目标是实现双赢和多赢。建立合作的具体方法包括：建立信任、安排双方的领导层会议、确认可共享的资源、识别共同利益、签订协议或合作谅解备忘录等。

7.4.2 找出项目合理性的证据

通过健康教育理论、文献循证、需求分析等方式来证明项目的合理性，说服合作者，获得认可及支持。

循证资料主要来源于：国家政策、研究报告、访谈记录、档案资料、国家战略报告等。项目人员应对相关资料进行充分整理和分析，提炼出可供借鉴的经验、不足、今后的发展方向等，从而确保项目的科学性、合理性、创新性等。

7.4.3 运用各种策略进行沟通

通过多种渠道定期与各利益相关方交流沟通，及时了解项目的进程、存在的问题以及获得有益的建议。在沟通过程中，应做到换位思考、有效聆听，同时善于发现潜在问题并及时处置。

7.5 提升领导力

领导力包括：统筹协调管理能力、合理授权和分配工作能力、团队激励能力、沟通倡导能力、压力应对能力、想象力和创造力、灵活处置能力、适应能力、自主学习和不断发展能力等。

7.5.1 推动实现团队/机构使命

团队是指紧密协作、相互负责、成员相对稳定的一个群体，他们拥有共同的理念、目标、责任——团队使命。健康教育专业人员应不断提升领导力，从而带领整个团队实现使命。

7.5.2 加强团队/机构文化建设

文化建设的主要内容包括：形成团队内部的民主氛围，建立成员间的高度信任，制定共同目标，开展全面互助合作，进行自我激励和自我约束，增强团队凝聚力等。

7.5.3 制定、实施、评价团队/机构发展规划

发展规划是团队发展的中长期目标，包含个人、团体、社区、环境、政策和其他相关因素。健康教育专业人员应具备制定、实施、评价团队发展规划的能力，发现问题及时调整，保证发展规划的科学性、适宜性和有效性。

7.5.4 推动项目质量与程序优化

通过科学的质量管理，保证项目的执行效果以及执行程序的最优化，从而使得目标人群获得最高质量的服务，实现成本效益最大化。项目质量管理的客体是项目，主体是项目参与人员，宗旨是实现项目的质量目标，具体包括三方面的内容：项目质量计划、项目质量保证、项目质量控制。

（刘秀荣 卫 薇 李英华）

能力领域 8　科学研究能力

科学研究是指通过科学、系统的方法对关注的现象或问题进行调查、分析、推论、验证，从而认识客观事物内在本质、变化规律并将结论推广运用的过程。包括提出科研假设、制定研究方案、开展科学研究、研究结果分析、研究成果推广与应用等内容。

8.1　提出科研假设

8.1.1　科研选题的基本原则

1. 科学性原则

健康教育领域的理论或实践研究，应以已知的科学理论或实践为基础，符合人们所认识的科学规律和客观事实。

2. 创新性原则

科研课题的价值在于创新。无论是理论研究还是实践研究，都要求在已有研究成果的基础上不断创新和突破，避免重复劳动。创新可以体现在研究领域、研究视角、研究内容、研究方法等方面。

3. 可行性原则

主要考虑科研选题是否具备实施的条件，包括科研人员的知识结构、研究能力，研究方法可行性，组织体系是否支持，研究对象是否配合，研究经费、时间、技术、设备等物质条件能否得到满足，以及是否符合伦理与法律的相关要求等。

4. 应用性原则

健康教育领域的研究都需满足这一原则，即使是理论性的研究课题也必须重视研究成果的可应用性，要为人群的健康服务。

8.1.2 科研设计的基本原则

健康教育与健康促进涉及的科研类型大体可分为两类：调查性研究和干预性研究。无论是哪一类型的研究，在设计时均需遵循以下基本原则。

1. 基本原则

（1）客观性原则：在调查时，调查者应该按照事物的本来面目了解事实本身，必须无条件地尊重事实，如实记录、收集、分析和使用材料。调查者在实施调查计划时，对调查对象不能抱有任何成见，收集资料不能带有主观倾向，对客观事实不能有增减或歪曲，必须持实事求是的科学态度。

（2）实证性原则：调查研究所得结论必须得到客观数据的支持。实证性原则主要体现在：调查报告以事实、资料、数据为依据，观点、意见、建议等不能凭空臆想；调查所产生的结论避免以偏概全，以个别的、局部的情况代表总体、全面的情况；坚持定性与定量相结合的分析，全面、客观、真实地反映所研究的现象。

（3）系统性原则：指任何调查研究都要把事物放在一个系统内，从整体上来分析。要充分认识到系统内部诸要素之间的有机联系以及系统和环境之间相互作用的有机联系，认识到系统与系统之间，子系统与大系统之间的关系。

2. 其他原则

为保证干预性研究结果的客观性、代表性、可推广性，在设计时还需要遵循以下原则：

（1）随机化原则：随机是指每一个观察对象都有同等机会被分配到干预组或对照组。

（2）对照原则：在进行研究设计时，除了所要研究的处理因素外，还应当选择其他非处理因素相似（具有可比性）的一组或几组人群同步进行观察，作为对比或参照。最简单的对照是自身对照，但是它有一定的局限性。在研究条件允许的情况下，最好设置空白对照或实验对照。

（3）盲法原则：由于健康教育干预的特殊性，通常不容易实现“盲法”，但在项目执行过程中，有些环节如问卷调查、数据分析等，可以在一定程度上对调查员、分析员实施“盲法”。

（4）重复原则：干预组和对照组的人数需要有一定的数量，应满足统计学上最小样本量的要求，避免把偶然的结果当成必然的规律。

8.1.3 确定研究目的和科研假设

研究目的是科研项目的核心，应清晰、明确。科研假设包括项目背景、预期目标、研究方法、技术路线及预期解决的问题等。

总体流程是：提出问题→查阅文献→形成假说→确定方案→立项课题。

为了将研究问题转化为假设，需要对观察变量给出具体、可操作的定义。如成人的身体活动可以根据特定强度（如中度）、频率（如每周 5 天或以上）和持续时间（如每次至少 30 分钟）来给出一个明确的界定。

8.2 选择研究方法

8.2.1 观察性研究

观察性研究包括横断面研究、病例对照研究和队列研究。

1. 横断面研究

指在特定时间内，通过对特定人群的健康问题及可能的影响因素分布状况进行收集、描述，从而为进一步的研究提供线索。横断面研究所收集的资料是特定时间点上发生的情况，可做因素之间的关联分析，但不可作出因果推断。

2. 病例对照研究

以当前已经诊断的患有某种疾病或有某种不健康行为的一组个体作为病例组或研究组，以不患有该病或不具备该行为且具有可比性的另一组个体作为对照组，通过询问、实验室检查等方法收集研究对象既往可能的危险因素的暴露史，测量并比较病例组或研究组和对照组各因素的暴露比例，分析两组的差别是否有统计学意义，从而判断该因素与疾病或不健康行为之间是否存在统计学关联的一种研究方法。

3. 队列研究

将某一特定人群按是否暴露于某可疑因素或按其暴露程度分为不同的亚组，追踪观察两组或多组成员健康结局，比较不同组之间结局频率的差异，从而判定暴露因子和结局之间有无因果关联及关联程度大小的一种观察性研究方法。

8.2.2 干预研究

干预研究是指研究者根据研究目的，按照预先确定的研究方案将研究对象随机分配到干预组和对照组，对干预组人为施加或减少某种因素 / 干预活动，然后追踪观察该因素 / 干预活动的作用结果，比较和分析处理因素 / 干预活动的效果。在设计方案时，要考虑是否采用随机化原则设立对照。可分为不设对照的前后测试、简单时间系列设计、非等同比较组设计、复合时间系列设计和实验研究等。健康教育的干预研究通常是给干预组施以信息传播、行为干预等措施，以验证干预是否有效。

8.3 制定研究方案

8.3.1 确定研究内容

根据研究目的或问题（假设），确定研究的具体内容。早期的健康教育科学研究基本上局限在对目标人群的卫生知识水平、卫生行为状况和卫生宣传效果等方面的研究。随着科研工作的不断深入，目前已逐渐转向对重点人群和重大健康问题等健康教育的干预研究领域，研究方向包括健康影响因素研究、健康素养促进研究、健康促进场所研究、健康的社会决定因素研究、健康教育干预效果研究、成本－效果（成本－效益）研究等。

8.3.2 确定研究对象

研究对象是指参照明确的纳入标准与排除标准，运用某种抽样方法选定的、有代表性的目标人群。在健康教育领域，研究对象范围广泛，除了个体之外，还包括环境、文化、社会网络等。

8.3.3 确定研究方法

根据研究问题、研究目的选择研究方法。不同的研究方法各有优缺点：横断面设计不设对照，主要用于描述研究问题在目标人群中的分布特征，但不能做因果推断；实验设计将研究对象随机分配到干预组或对照组，对大多数影响因素进行了控制，但研究对象的数量往往相对较少；定性研究方法可以进行深入的原因和动机剖析，但不能进行统计推断。

8.3.4 确定数据收集、整理、分析方法

根据研究目的、研究内容、研究方法和数据来源确定数据收集方法，控制偏倚。健康教育研究人员常常使用已有的工具来收集数据，但要注意适用性。

数据收集后要进行整理和核对，保证资料的完整和质量。确定数据编码、异常值和缺失值处理原则，选择恰当的统计学方法对数据进行统计分析。定性方法分析数据，有助于促进研究人员对所关注现象的原因进行深层次了解；定量方法分析数据，有助于归纳总结目标人群或项目的特征，揭示各因素之间的关系。

常用的推断性统计方法有：t检验、方差分析、协方差分析、回归分析、因子分析、聚类分析、判别函数分析等。

8.3.5 确定质量控制方法

在人群调查研究中，随机误差和系统误差的存在，需要对整个研究过程进行质量控制。随机误差可以通过统计学方法予以估计和评价。系统误差可以针对系统误差的来源（选择偏倚、信息偏倚和混杂偏倚）采用不同方法加以控制，如随机化、设立对照、严格纳入和排除标准、提高应答率、培训调查员、避免主观诱导、设立盲法、分层分析、多因素分析等。在确定研究方案时，需要明确质量控制的方法，而且质量控制要从研究的设计阶段启动，并且贯穿在文献查阅、资料获取、方案设计、方案实施、数据收集、数据分析乃至撰写报告的全过程中，以确保研究的真实性和科学性。

8.3.6 遵守伦理原则和相关法律法规

为了切实保护调查对象的利益，研究人员必须遵循医学伦理的基本原则（有利、不伤害、公正、尊重），保证参与者的知情同意和隐私。根据《纽伦堡法案》和《赫尔辛基宣言》，人群研究必须遵循的伦理原则有：有利于提高人类健康水平和促进医学发展；维护受试者的利益；获得受试者的知情同意等。知情同意旨在让参与者自主选择将发生或不将发生在他们身上的事情，并由参与者签署知情同意书来表明他们的选择结果。知情同意书包括以下信息：项目的性质和目的；任何与参与项目相关的内在风险或危险；参与项目可能会遇到的任何不适；参与项目的预期收益；可以达到相同结果的替代性项目或程序；可以随时选择退出等。

8.4 开展科学研究

8.4.1 预试验 / 预调查

预调查旨在回答研究方案的可行性，以及数据收集工具能否一致地测量研究内容。通过预调查确定调查工具的信度和效度。完成预调查后，研究人员和评估人员应保证所收集的数据可以提供一致性的测量结果，并为结果的效度提供保障。

预试验通常是将干预方法在样本以外的小范围同质人群中试用，初步评估干预方法的可行性、适用性，修改完善后可投入大规模人群正式使用。

8.4.2 开展调查 / 干预

观察性研究的主体工作是开展调查。需要严格按照研究计划书中的研究对象选取、抽样方法、样本量、调查方式、质量控制来进行。

干预性研究的主体工作除了需要进行干预前后的调查外，还需要干预的实施。干预实施应按照预试验后调整的方案严格执行。干预实施过程中，研究者需要关注研究对象的依从性，记录干预活动的形式、内容与频次，记录失访情况和原因，尽可能减少失访。

8.4.3 数据收集与管理

在进行数据收集前，应确定调查对象的补偿 / 奖励方案、可接受的应答率以及应向调查对象提供的文件或信息。实施数据收集的现场程序包括：与调查对象进行初步联系，向调查对象介绍项目情况并签署知情同意书，开展调查。数据收集者应遵循所有既定方案，严格执行质量控制，以确保收集的数据真实可靠。计算机辅助数据收集时需要进行前期准备。

数据管理方式取决于数据类型、数据收集方式以及数据在整个项目周期中的使用方式。有效的数据管理有助于研究者对文件和数据进行追踪、整理、分析。在管理电子数据时，网络安保等级要符合数据存储的要求，定期检查和备份数据，以确保数据安全。

8.4.4 质量控制

根据研究计划确定的质量控制方法，对研究各阶段的质量进行控制，减少偏倚的发生。要对数据收集人员开展培训，对数据收集工具、个人访谈、小组讨论及其他数据收集活动提供明确指导，提供访谈记录示例，通过“角色扮演”加强练习等。

8.4.5 组织协调

科学研究需要研究人员、具体实施者及目标人群的协调与配合。项目负责人要全程关注研究的进展，加强监督与管理，保证研究分阶段、有计划地顺利进行。必要时，可安排特定人员对项目实施的各环节或运行现场进行全方位监督，确保各环节工作不出现疏漏。

8.5 结果分析与应用

8.5.1 数据预处理

详细说明如何对数据进行赋值和编码，如何处理缺失数据和异常值，以及是否满足统计假设等。虽然统计软件可以识别异常值，但如何处理异常值则需要研究团队来决定。要基于专业经验，评价异常值是逻辑问题还是正常的离散值。在删除异常值之前，研究小组应仔细检查以确保数据录入准确。研究人员还需要对缺失值进行处理，如何处理缺失值在很大程度上取决于数据的缺失程度以及是否存在缺失数据的模式。

8.5.2　数据分析

1. 定性资料分析

对个人访谈、小组访谈、现场观察等研究方法获得的定性资料进行简化、提炼并建立逻辑关系，挖掘出清晰、可验证且确定的意义，推断事物的性质和发展趋势。

2. 定量资料分析

对健康相关问题进行量化描述，如使用平均值、标准差、方差、构成比、率等描述健康问题的分布情况，从而评估健康问题、健康相关行为在人群中的分布。包括资料整理、资料分析和资料表达3个连续阶段。

3. 分析定量数据的常用软件

（1）Microsoft Excel：可用于简单统计分析。

（2）SPSS：可用于综合统计分析。

（3）SAS：可用于综合统计分析。

（4）Stata：可用于综合统计分析。

（5）R开源软件：包含多种统计软件包。

4. 分析定性数据的常用软件

（1）ATLAS.ti：可用于数据的可视化分析。

（2）Ethnograph：可用于文本资料的分析。

（3）HyperRESEARCH：可用于分析文本和多媒体数据。

（4）QSR Nvivo：可协助编码并构建理论。

（5）MAXQDA：可用于分析小组访谈的文本数据、非结构化访谈、案例记录、现场札记、观察笔记和文件档案等。

8.5.3　研究报告的撰写

报告的第一部分通常为项目介绍，介绍项目开展的必要性和重要性。第二部分为文献综述，包括对既往相关研究的介绍以及提出研究假设。第三部分是报告的主体部分，包括研究目的、预期目标、研究方法、步骤及主要结果等。结果通常以文字、数字、统计表和统计图来呈现。书面报告的最后一部分包括结论、建议或总结，这部分是利益相关方最有可能阅读的一部分。

8.5.4 研究结果的应用与推广

研究结果的应用和推广有助于更大程度地实现研究的学术价值和社会效益。推广是将研究中的技术、方法、成果、经验、教训等以及时、公正和一致的方式传达给各利益相关方的过程。在推广研究成果的同时，必须说明研究的局限性和不足。

（孙昕霙 余金明 高俊玲 李英华 史宇晖）

能力领域 9 倡导与动员能力

倡导和动员指通过活动策划、媒体宣传等方式对健康政策、健康相关理念、知识、行为、技能等进行解读、倡议、引导、示范，或通过制定激励或约束机制，推动、吸引社会公众对某一健康议题的关注，逐渐形成社会共识的过程。

9.1 政策倡导

健康公共政策是开展健康教育与健康促进工作的依据。推动制定健康公共政策是健康促进优先工作领域，倡导、推动健康公共政策制定是健康教育工作者的重要职责之一。

9.1.1 已有政策的收集和分析

开展政策倡导需收集和分析的资料包括：

（1）对相关的国家法律法规、规章制度进行收集分析，为倡导活动找出政策依据。

（2）收集能说明拟倡导政策重要性和必要性的支持性文件。

（3）对政策倡导所面临的困难及可能原因进行分析。

（4）分析、借鉴国内外经验和典型案例。

9.1.2 推动相关政策制定或修改

基于政策分析和客观证据，结合现有的健康问题及需求，确定政策倡导的主题，引导公众和媒体关注，推动政府决策部门或立法机构制定或修改法律法规、出台或完善相关政策。

9.2 倡导活动的策划、实施与评价

倡导活动贯穿于健康促进计划、实施和评价各个阶段，旨在创造必要的支持性环境。

9.2.1 制定倡导计划

制定倡导计划应确定倡导目标、合作伙伴和可利用资源，以及可能存在的障碍。

（1）明确倡导活动的目标：对倡导活动预期目标进行清晰描述，要明确、具体、可行、可评估。

（2）明确利益相关者：分析可能受益的或可能反对倡导活动的个人、群体、组织或机构，明确可能的推动者或阻碍者。

（3）明确倡导内容：向倡导对象陈述目的、意义和预期目标，以及对公众健康产生的影响。

（4）明确传播者：根据倡导目标及内容筛选出适宜的传播者。传播者可能是意见领袖、专业权威人士、其他有社会影响力的组织、机构或个人等。

（5）明确实施路径：根据倡导目标及内容选择可行、有效的实施路径，确定倡导的范围、对象、时间、形式等。

（6）评估倡导效果：评估倡导活动是否达到了预期的目标。

9.2.2 开展倡导活动

根据倡导计划实施倡导活动，必要时进行调整和修正。

（1）成立领导小组：由倡导者和主要合作伙伴建立领导小组，负责倡导工作的领导、统筹、协调和管理，下设工作组，负责各项具体工作的实施。

（2）建立合作机制：明确倡导者和主要合作伙伴的职责和分工，建立

沟通、联系、反馈机制。

（3）制定活动时间表：将具体的倡导活动按照执行时间的先后进行排序，明确每项活动的时间、地点、内容和责任人等，以确保计划按进度完成。

（4）实施倡导活动：根据倡导计划和活动时间表开展各项活动，倡导途径包括向各级人大、政协提交议案或提案，召开新闻发布会、媒体沟通会、专题研讨会，制作和播放公益广告等。

9.2.3 评估倡导效果

倡导是一个持续的、漫长的过程，引起的反应往往是多方面、多层次的，常见的倡导效果评估需要考虑以下问题：

（1）根据政治、社会和经济环境中的影响因素，哪些倡导策略对于政策影响最有效？

（2）多个机构如何有效合作？倡导是否影响政策的变革？

（3）如何改变倡导策略以更有效地影响预期的政策变化？

（4）如何吸引参与者、工作人员和利益相关者？

（5）倡导产生了哪些效果？如何传播这些效果？

（6）如何反馈并改善倡导策略？

9.2.4 健康教育专业人员在社会倡导中的作用

健康教育专业人员应关注国内外健康促进领域的发展动态、政策环境、专业进展及热点问题，勤于思考并积极实践。

（1）收集整理相关领域的资料并综合分析，以事实为依据，以数据为支撑，坚持循证原则，向政策制定者提交评估报告。

（2）从复杂的社会决定因素中找到行为改变的切入点，提出有针对性、操作性的政策建议。

（3）熟练运用沟通技巧联系各利益相关方，培训相关工作人员及目标人群，承担倡导活动的设计、实施和评价等。

（4）必须对不断变化的社会和政治环境做出反应，才能成功实施倡导宣传策略。

9.3 社会动员

社会动员是健康教育与健康促进的核心策略之一。通过社会动员促使社会各界主动参与，形成社会共识，把健康教育目标转化成满足广大人民群众健康需求的社会目标，进而转变为广大人民群众共同的社会行动，最终实现健康目标。

社会动员的步骤主要包括：确定工作目标、确定动员对象、实施动员、对话与支持，以及效果评价等。

9.3.1 确定工作目标

为推动健康问题的解决、实现某方面的改变或开展某项活动而达成的共识。

9.3.2 确定动员对象

社会动员的对象是指为了实现某种既定目标需要动员和依靠的潜在力量和合作伙伴。社会动员对象包括以下5类：

（1）政府决策者：即制定政策和做出决策的人，动员目的包括制定政策、配置资源、做出承诺。

（2）相关部门：健康政策的执行离不开多部门的配合，如财政部门、卫生健康部门、教育部门、宣传部门、体育部门等，目的是明确职责，加强协作。

（3）机构与场所：包括学校、企事业单位、居委会（村）和其他基层组织等，目的是充分认识社区或本单位健康问题并积极寻找有效解决办法。

（4）社会团体：包括学会、协会、非政府组织等，目的是支持计划的制定和充分实施。

（5）家庭 / 个人：目的是积极参与，做出抉择，采取行动。

9.3.3 开展社会动员

1. 社会动员方法

（1）人员培训：目的是强化各类人员在社会健康项目或活动中的有关知识和能力，确保动员顺利进行。

（2）信息传播：通过信息传播，力争创造支持性社会环境。

（3）社会营销：利用商业营销手段，促使目标人群自愿改变行为，以增加个人及社会福祉。

（4）组织协调：组织协调的能力包括领导力、组织能力、授权能力、冲突处理能力和激励下属能力等。

2. 社会动员的种类

（1）传媒动员：通过新闻、广播、电视、多媒体以及互联网等传播媒介进行动员。

（2）竞争动员：通过有组织、有制度的评估、交流、奖惩等具体方式进行动员，其特点是激励性强。

（3）参与动员：通过人们亲自参与教育、社交、管理等活动进行动员。

（4）多部门合作：两个或两个以上的机构为达到共同目的，互相配合、同心协力共同完成某项任务的一种联合行动或方式。

9.3.4 对话与支持

开展社会动员时，应该与动员对象建立良好的互动关系，帮助他们分析自身需求、制定计划、寻找有效策略和途径，并支持他们采取行动。可通过成立项目领导小组和其他管理机构的方式，对参与其中的各方面人员提供支持并进行协调。应与利益相关方共同制定行动计划，开展多方分工协作，确定各方责任、权利和预期收益，动员更多社会力量参与进来。

为了促成合作、达成共识，应及时吸纳不同意见和想法，必要时邀请重要合作伙伴会商，确保参会人员是与社会动员目标密切相关的关键人物，力争与会人员承诺根据社会动员的目标尽快采取措施。

9.3.5 评估动员效果

效果评价应贯穿整个社会动员活动的始终，应对动员过程、效果均开展评价，如动员工作开展是否顺利，参加部门和机构数，开展活动次数、规模和参加人数，在政治层面、政府层面、社会团体层面、社区层面、个人/家庭层面带来的影响和变化等。

（刘慧琳 孙 桐 魏晓敏）

附件：　健康教育人员专业能力建设标准

（九大能力领域）

能力领域	一级维度指标	二级维度指标数量（个）	三级维度指标数量（个）
1 基本知识	基本知识	6	33
2 需求评估能力	需求评估能力	5	16
3 计划制定能力	计划制定能力	5	18
4 干预实施能力	干预实施能力	4	16
5 传播与沟通能力	传播与沟通能力	8	36
6 评估与应用能力	评估与应用能力	6	29
7 项目管理能力	项目管理能力	5	19
8 科学研究能力	科学研究能力	5	20
9 倡导与动员能力	倡导与动员能力	3	11
各级维度指标数量合计（个）	9	47	198

健康教育人员专业能力建设标准

能力领域 1：基本知识

能力领域	条目	
1. 基本知识	1.1 基本概念	1.1.1 健康
		1.1.2 健康教育
		1.1.3 健康促进
		1.1.4 健康传播
		1.1.5 行为干预
		1.1.6 健康素养
	1.2 基本理论	1.2.1 知信行理论
		1.2.2 健康信念模式
		1.2.3 理性行为理论和计划行为理论
		1.2.4 行为阶段改变理论
		1.2.5 健康的社会决定因素
		1.2.6 格林模式
		1.2.7 拉斯韦尔传播模式
	1.3 基本技能	1.3.1 需求评估能力
		1.3.2 设计能力
		1.3.3 实施能力
		1.3.4 传播能力
		1.3.5 教育与培训能力
		1.3.6 沟通能力
		1.3.7 传播材料设计制作与使用能力
		1.3.8 开展干预能力
		1.3.9 评估 / 评价能力

续表

能力领域	条目	
1. 基本知识	1.4　主要工作领域	1.4.1　健康中国建设
		1.4.2　健康中国行动
		1.4.3　爱国卫生运动
		1.4.4　区域健康促进
		1.4.5　场所健康促进
		1.4.6　全民健康素养促进行动
		1.4.7　全民健康生活方式行动
	1.5　工作策略	1.5.1　将健康融入所有政策
		1.5.2　控烟策略
	1.6　伦理道德与职业精神	1.6.1　伦理道德
		1.6.2　职业精神

能力领域 2：需求评估能力

能力领域	条目	
2. 需求评估能力	2.1 制定需求评估计划	2.1.1 确定需要评估的人群
		2.1.2 确定可利用的资源
		2.1.3 确定利益相关者
		2.1.4 确定需求评估思路和框架
		2.1.5 将伦理原则应用到需求评估的各个环节
	2.2 收集健康相关信息	2.2.1 收集已有的健康信息
		2.2.2 评估收集到的健康信息
		2.2.3 根据需要采集原始信息
	2.3 确定主要健康问题及影响因素	2.3.1 确定主要健康问题
		2.3.2 分析影响健康问题的行为因素和非行为因素
		2.3.3 确定可干预的行为因素和非行为因素
	2.4 评估资源	2.4.1 社会环境资源
		2.4.2 人力、财力、物力资源
	2.5 确定需求	2.5.1 需求的优先级排序
		2.5.2 基于需求评估提出工作建议
		2.5.3 撰写需求评估报告

能力领域 3：计划制定能力

能力领域	条目	
3. 计划制定能力	3.1 制定依据	3.1.1 基于需求评估，确定优先解决的健康问题
		3.1.2 说明项目的必要性及可行性
	3.2 提出目标	3.2.1 总目标
		3.2.2 具体目标
	3.3 选择评价指标与方法	3.3.1 确定评价内容
		3.3.2 确定评价指标
		3.3.3 确定评价方法
	3.4 确定干预策略与措施	3.4.1 选择适宜的干预理论或模型
		3.4.2 遵循循证原则和伦理原则
		3.4.3 考虑人群特征及文化适宜性
		3.4.4 评估干预策略和措施的有效性
		3.4.5 制定干预策略
		3.4.6 制定干预措施
		3.4.7 可行性预试验
		3.4.8 根据需要调整干预策略和措施
	3.5 人员、经费和时间进度	3.5.1 确定核心团队和合作伙伴
		3.5.2 明确经费来源和经费预算
		3.5.3 制定时间进度表

能力领域 4：干预实施能力

能力领域	条　目	
4. 干预实施能力	4.1　制定实施方案	4.1.1　建立干预团队
		4.1.2　制定干预方案
		4.1.3　确定干预所需的人财物
		4.1.4　考虑人群特征及文化适宜性
		4.1.5　遵守伦理原则和相关法律法规
	4.2　培训实施人员	4.2.1　制定培训计划
		4.2.2　实施培训
		4.2.3　评价培训效果
	4.3　实施干预活动	4.3.1　收集基线数据
		4.3.2　开展干预活动
		4.3.3　根据需要调整干预活动方案
		4.3.4　收集干预后数据
	4.4　质量控制	4.4.1　时间进度的监测
		4.4.2　干预活动的监测
		4.4.3　计划与实施的一致性
		4.4.4　经费使用与管理

能力领域5：传播与沟通能力

能力领域	条目	
5. 传播与沟通能力	5.1 选择传播策略	5.1.1 人际传播
		5.1.2 大众传播
		5.1.3 其他传播
	5.2 制定传播计划	5.2.1 分析目标人群
		5.2.2 确定传播目标
		5.2.3 确定传播主题与内容
		5.2.4 选择传播媒介
		5.2.5 选择传播者
		5.2.6 人员、经费和时间安排
		5.2.7 确定评价方法和指标
	5.3 确定传播信息	5.3.1 收集健康相关信息
		5.3.2 选择和制作核心信息
	5.4 制作传播材料	5.4.1 设计传播材料
		5.4.2 开展预试验
		5.4.3 修订传播材料
		5.4.4 生产传播材料
		5.4.5 发放及使用传播材料
	5.5 开展传播活动	5.5.1 制定传播活动计划
		5.5.2 人员、经费和物资准备
		5.5.3 实施健康传播活动
	5.6 评价传播效果	5.6.1 确定评价指标
		5.6.2 确定评价方法
		5.6.3 开展效果评价
		5.6.4 撰写评价报告

续表

能力领域	条　目	
5. 传播与沟通能力	5.7　人际沟通技巧	5.7.1　说话技巧
		5.7.2　倾听技巧
		5.7.3　提问技巧
		5.7.4　反馈技巧
		5.7.5　非语言技巧
	5.8　风险沟通	5.8.1　风险沟通的概念
		5.8.2　开展风险评估
		5.8.3　明确风险沟通的对象和目的
		5.8.4　确定风险沟通内容
		5.8.5　制定风险沟通方案
		5.8.6　实施风险沟通
		5.8.7　效果评价

能力领域 6：评估与应用能力

能力领域	条目	
6. 评估与应用能力	6.1 制定评估计划	6.1.1 确定评估目的
		6.1.2 确定评估指标
		6.1.3 确定理论依据
		6.1.4 确定评估工作流程
		6.1.5 确定评估所需资源和可利用资源
		6.1.6 确定数据收集方法
		6.1.7 制定数据分析方案
		6.1.8 遵守伦理原则和相关法律法规
	6.2 确定数据收集工具	6.2.1 选择或开发数据收集工具
		6.2.2 确定数据收集的条目
		6.2.3 进行预调查
		6.2.4 确定数据收集工具的信度和效度
	6.3 收集和管理数据	6.3.1 对数据收集者开展培训
		6.3.2 根据评估计划收集数据
		6.3.3 监测和管理数据收集过程
		6.3.4 遵守伦理原则和相关法律法规
	6.4 分析评估数据	6.4.1 数据预处理
		6.4.2 定性分析
		6.4.3 定量分析
	6.5 解释评估结果	6.5.1 陈述评估结果
		6.5.2 比较评估结果
		6.5.3 解释评估结果
		6.5.4 说明评估结果的局限性
		6.5.5 基于评估结果得出评估结论

续表

能力领域	条目	
6. 评估与应用能力	6.5 解释评估结果	6.5.6 根据评估结果提出建议
		6.5.7 评估建议被采纳的可行性
	6.6 应用评估结果	6.6.1 将评估结果传达给各利益相关方
		6.6.2 利用评估结果改进和完善项目
		6.6.3 采用多种途径分享评估结果

能力领域 7：项目管理能力

能力领域	条 目	
7. 项目管理能力	7.1 财务资源管理	7.1.1 评估经费需求
		7.1.2 确定经费来源
		7.1.3 编制经费预算
		7.1.4 撰写经费申请书
		7.1.5 按预算执行经费
		7.1.6 撰写决算报告
	7.2 技术资源管理	7.2.1 评估技术需求
		7.2.2 评估新兴技术的适用性
		7.2.3 遵守伦理原则和相关法律法规
	7.3 人力资源管理	7.3.1 评估项目所需工作人员的数量和能力
		7.3.2 制定、实施工作人员专业能力提升计划
		7.3.3 评估工作人员绩效
	7.4 获得认可和支持	7.4.1 说明项目目标与利益相关方使命的一致性
		7.4.2 找出项目合理性的证据
		7.4.3 运用各种策略进行沟通
	7.5 提升领导力	7.5.1 推动实现团队 / 机构使命
		7.5.2 加强团队 / 机构文化建设
		7.5.3 制定、实施、评价团队 / 机构发展规划
		7.5.4 推动项目质量与程序优化

能力领域 8：科学研究能力

能力领域	条　　目	
8. 科学研究能力	8.1 提出科研假设	8.1.1 科研选题的基本原则
		8.1.2 科研设计的基本原则
		8.1.3 确定研究目的和科研假设
	8.2 选择研究方法	8.2.1 观察性研究
		8.2.2 干预研究
	8.3 制定研究方案	8.3.1 确定研究内容
		8.3.2 确定研究对象
		8.3.3 确定研究方法
		8.3.4 确定数据收集、整理、分析方法
		8.3.5 确定质量控制方法
		8.3.6 遵守伦理原则和相关法律法规
	8.4 开展科学研究	8.4.1 预试验 / 预调查
		8.4.2 开展调查 / 干预
		8.4.3 数据收集与管理
		8.4.4 质量控制
		8.4.5 组织协调
	8.5 结果分析与应用	8.5.1 数据预处理
		8.5.2 数据分析
		8.5.3 研究报告的撰写
		8.5.4 研究结果的应用与推广

能力领域 9：倡导与动员能力

能力领域	条目		
9. 倡导与动员能力	9.1 政策倡导	9.1.1	已有政策的收集和分析
		9.1.2	推动相关政策制定或修改
	9.2 倡导活动的策划、实施与评价	9.2.1	制定倡导计划
		9.2.2	开展倡导活动
		9.2.3	评估倡导效果
		9.2.4	健康教育专业人员在社会倡导中的作用
	9.3 社会动员	9.3.1	确定工作目标
		9.3.2	确定动员对象
		9.3.3	开展社会动员
		9.3.4	对话与支持
		9.3.5	评估动员效果